營養美力！

萬用鍋研究室 2

為夾心世代女性們
貼心設想的餐桌營養學！
飲食是妳最好的保養

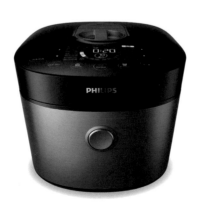

圖／文 JJ5色廚 張智櫻
營養顧問 好食課營養師團隊

序

撰寫了 500 多個以家人角度去設計的萬用鍋食譜之後，一直想為女生研發一系列健康營養的食譜，

女生要先愛自己，才有能力愛家人。

我的人生與大部份女性一樣，工作與家庭兩頭忙，婚後開始下廚，菜式以滿足孩子成長營養為首要考量，味道則以先生的喜好為主，每餐做到魚、肉、菜及飯齊全，便是稱職的媽媽。

然而，好媽媽們卻常忽略了自己每天攝取的營養是否足夠。

感謝營養師提醒我們，女性與男性及孩子所需的營養比例不相同，在書裡將女性需要的營養寫得詳細易懂。研發食譜的時候，正值我進行人生最認真的一次體重管理，我深深認識到為何會中年發福、體力精神退步、睡眠欠佳、皮膚暗沉。曾經消極地將這些毛病與年齡增長畫上等號，非常慶幸得到專業的指導，及時修正女性營養的觀念。

這本書以5個章節告訴我們應該為自己的健康採買什麼食材，如何聰明運用金小萬烹調出美味料理，同時也萃取到更多對女性保養尤其重要的蛋白質、胺基酸、鐵質、膠原蛋白及茄紅素。

食物吃對了，身體狀態越來越年輕，這時候才有力量照顧家人，也不會成為家人的負擔。

也許，在心裡頭，這40道營養料理仍是為已成年的女兒去研發，希望她比媽媽更早認識如何保養自己。

感謝親友、飛利浦家電品牌方（台灣飛軒理股份有限公司）、萬用鍋社團、粉絲、教練、麥浩斯出版社的各種支持與配合，讓我持續熱愛料理，不斷有新的靈感。

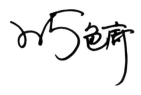

Contents

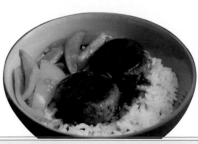

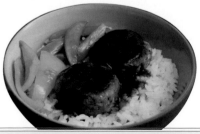

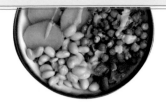

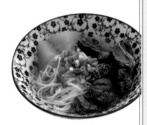

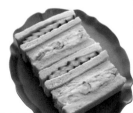

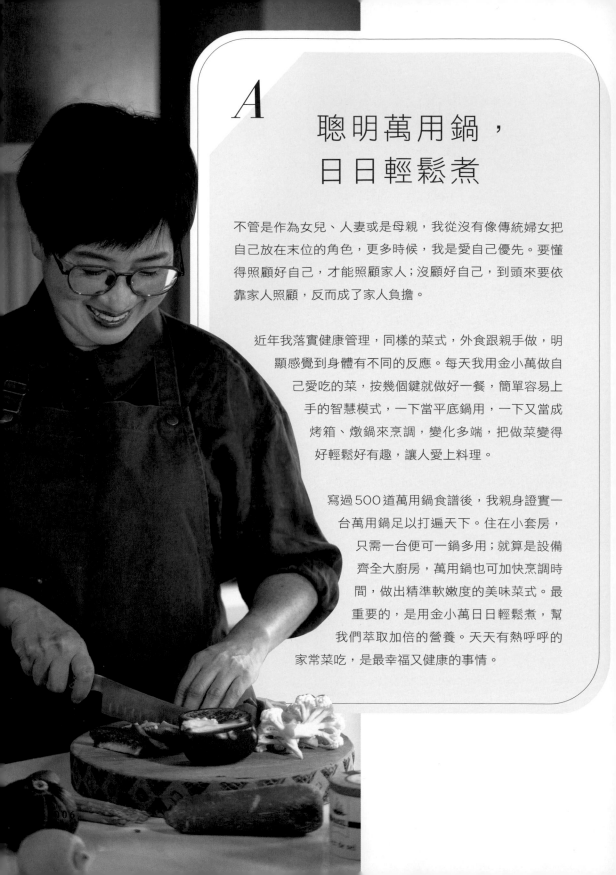

聰明萬用鍋，
日日輕鬆煮

不管是作為女兒、人妻或是母親，我從沒有像傳統婦女把自己放在末位的角色，更多時候，我是愛自己優先。要懂得照顧好自己，才能照顧家人；沒顧好自己，到頭來要依靠家人照顧，反而成了家人負擔。

近年我落實健康管理，同樣的菜式，外食跟親手做，明顯感覺到身體有不同的反應。每天我用金小萬做自己愛吃的菜，按幾個鍵就做好一餐，簡單容易上手的智慧模式，一下當平底鍋用，一下又當成烤箱、燉鍋來烹調，變化多端，把做菜變得好輕鬆好有趣，讓人愛上料理。

寫過500道萬用鍋食譜後，我親身證實一台萬用鍋足以打遍天下。住在小套房，只需一台便可一鍋多用；就算是設備齊全大廚房，萬用鍋也可加快烹調時間，做出精準軟嫩度的美味菜式。最重要的，是用金小萬日日輕鬆煮，幫我們萃取加倍的營養。天天有熱呼呼的家常菜吃，是最幸福又健康的事情。

愛上料理的營養家電

每一堂示範課程後，學員的反應都是：「JJ老師，怎麼看你很簡單就能做得超好吃的？我回家馬上來做！」接著幾天，成功的作業照片不停傳來，我知道，金小萬這台一鍋抵多鍋，蒸、煮、燉、滷、煎、炒、烤通通能做到的電子壓力鍋，已讓大家愛上料理。

營養提升，努力得到高回報

女性的角色隨著每一段的生理階段演變，攝取高品質的營養是保養的窈門。金小萬在我為自己營養把關中扮演著不可或缺的角色，它的「雙重脈衝科技」，能讓鍋內食物的深層營養素在烹調過程中釋放，真正煮出精華。濃郁的湯頭裡，蛋白質、胺基酸都大幅提升；鐵質、膠原蛋白、茄紅素的萃取相較於傳統鍋具，也是以倍數增加。這些營養素恰恰直接影響著女性的容貌及健康狀態，我每天用心選購每一餐營養對應的新鮮食材，親手料理，確保每日餐食間得到加倍保護。

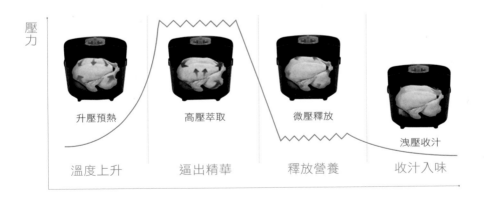

升壓預熱　　　　高壓萃取　　　　微壓釋放　　　　洩壓收汁

溫度上升　　　　逼出精華　　　　釋放營養　　　　收汁入味

美味
Get !

美味模式隨心應用

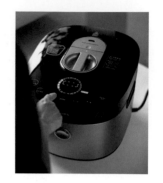

「好吃嗎？」是料理者做完一頓餐點後，最想聽到答案的
問題。好不好吃是主觀感受，節日的大菜滿足味蕾，簡
單的家常菜可口下飯，都是美味。

清爽的快煮湯跟濃醇的煲湯，只是按了金小萬不同的模
式，便得到不同層次的美味。中式炒肉絲還是西式紅燒
豬腱，換了模式，得出新意。

基本的蔬菜料理，清蒸，水燙，爆炒，金小萬各種烹調
模式都可以用低油低脂的手法，引出原型食物的甜味。
想清淡的時候清淡，想濃烈時濃烈，金小萬配合做菜人
的心情，吃飯人的胃口，烹調出美味的多重宇宙。

內建大廚經驗的理想火候

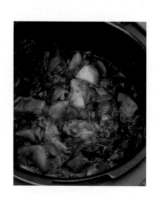

料理新手常覺得燉肉的火候很難駕馭，筋要軟、肉需入
味但不能柴、軟骨還要軟糯彈牙，總以為只有經驗豐富
的大廚才能做到。

我用金小萬做過各國色、香、味俱全的燉肉料理，每次
都非常成功。若以傳統鍋具來煮，沒把火顧好很容易
燉煮失敗，浪費一鍋好肉。金小萬有19種智慧烹調模
式，全內建了大廚的經驗值，就算第一次使用金小萬，
只需直接跟著我的食譜，放入食材，在觸控面板按幾個
鍵，就可自動烹調出一鍋口感軟嫩、肉汁豐富、味道有
層次的燉肉，家人開懷地吃，新手做出大廚的水準！

加熱迅速、省時高效率

掌握好時間管理，生活更多彩多姿。煲湯及燉滷料理是
金小萬的強項，金小萬因為有「雙向IH加熱技術」，能
迅速加熱，將食材均勻熟成，縮短烹調時間。肉品如
果來不及解凍，也可從冷凍庫取出後直接下鍋，省時省
力，卻又美味非常，是追求效率烹飪的忙碌媽媽們最可
依賴的料理搭檔。我常常把食材丟進金小萬，按下模式
後，便出門運動，鍛煉出更健康的身體。想起過去使用
傳統鍋具，燉一鍋肉要被綁住在家幾個小時，很多私人
的時間都犧牲掉了。

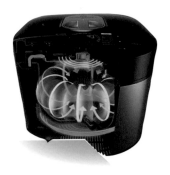

一鍋多用、兩三道菜同時完成

金小萬的萬用功能不只一鍋抵多鍋，
還可以一鍋兩菜，把時間作出雙倍利
用。比方大受歡迎的海南雞飯，煮米
飯的同時上層可以蒸雞肉，一步到
位。煮紅豆、綠豆時，也可同時蒸地
瓜及芋頭，金小萬越用越得心應手。

原本廚房裡的炒鍋、湯鍋、電鍋、蒸
鍋、壓力鍋、平底鍋……已多年未使
用。我把這些被智慧萬用鍋取代的鍋
具一一清理，簡化料理流程，廚房變
得更簡潔明亮，做菜也更一氣呵成。

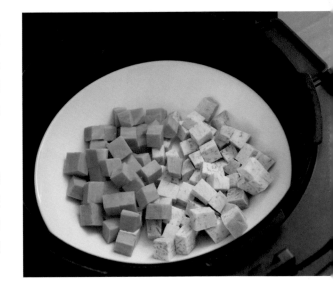

金小萬的聰明設計

利用金小萬的19種智慧烹調模式，我已輕鬆做出超過500種菜式，越熟悉金小萬的操作，越驚歎金小萬的無限可能。

密封模式──蒸・煮・燉・滷

廣東人注重喝湯養生，我們家金小萬使用率中一半都是用來煲湯，像紅豆蓮藕牛腱湯（P108），便是大人小孩都愛喝，四季都適合的湯品！因為金小萬有「雙重脈衝科技」，能萃取食材內更多的蛋白質、鐵質等營養素，增強免疫力，讓湯頭變得更加鮮甜濃郁。我的「煲湯神器」就是金小萬！

無水烹調模式把金小萬變成平底鍋、深炒鍋一樣，可以開蓋將食材翻炒爆香，再來煮或燉，一鍋到底，省時省力。充滿蔬菜香甜風味的無水咖哩雞翅（P38），先將番茄翻炒至釋出大量水分，再按「煮粥」模式讓其他疊煮的蔬菜水分充份融合，做成鮮甜有深度的咖哩。

「健康蒸」模式不只用來蒸蛋、蒸肉餅喔！短時間燜煮的菜式，用「健康蒸」快速讓味道融合，可以將食材的Q彈度煮得剛剛好。我常用這個模式來做義大利麵，和風菌菇義大利麵（P112）先炒菌菇，接著一鍋到底不用顧火煮好義大利麵，入味又保持麵條咬勁。同樣的模式做番茄醬、白醬、咖哩醬的義大利麵都是一樣方便又美味。台灣不少人不吃牛肉，經典的西式紅酒燉肉，不燉牛肉可以改燉豬肉啊！用「豬肉／排骨」模式來做紅酒燉豬腱（P98），雙重脈衝的高壓與低壓逼出蔬菜與豬肉的精華，完美融合成鮮甜無比的醬汁，與燉牛肉一樣美味。如果改成燉軟骨，把壓力值提高便可將軟骨燉至軟糯了。

只要跟著食譜做一定會成功，天天給自己換新菜式，吃出好心情。

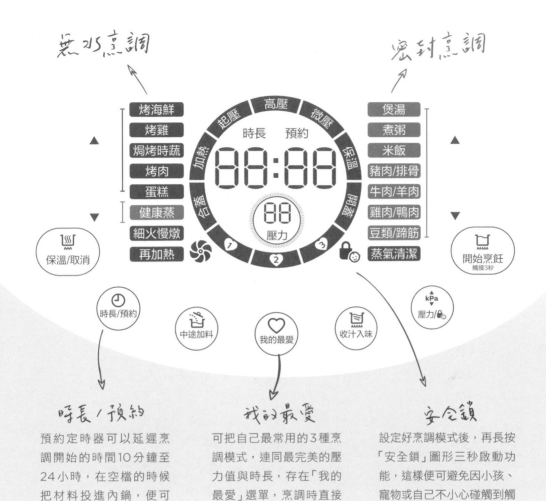

無水烹調

密封烹調

時長　預約

88:88

88

壓力

烤海鮮
烤雞
焗烤時蔬
烤肉
蛋糕
健康蒸
細火慢燉
再加熱

煲湯
煮粥
米飯
豬肉/排骨
牛肉/羊肉
雞肉/鴨肉
豆類/蹄筋
蒸氣清潔

加熱　起壓　高壓　微壓　和顏　排氣　合蓋

保溫/取消

開始烹飪
觸摸3秒

時長/預約

中途加料

我的最愛

收汁入味

kPa
壓力/🔒

時長／預約

預約定時器可以延遲烹調開始的時間10分鐘至24小時，在空檔的時候把材料投進內鍋，便可準時開飯。

我的最愛

可把自己最常用的3種烹調模式，連同最完美的壓力值與時長，存在「我的最愛」選單，烹調時直接點選更便捷。

安全鎖

設定好烹調模式後，再長按「安全鎖」圖形三秒啟動功能，這樣便可避免因小孩、寵物或自己不小心碰觸到觸控面板導致烹飪行程停止。

煲湯時，如何控制適量水分？

金小萬在密封烹調模式環境裡，水分不會蒸發，因此煲湯注入的水量要比其他鍋具少。煲湯時要特別留意水量的控制，大概比食材不能高於2-3公分，才能湯厚味醇。

自選壓力值，煮出剛剛好的口感

金小萬為什麼比一般壓力鍋更智慧呢？自選壓力值是其中一項非常人性的功能。密封模式的預設壓力值，先以符合大多數人的喜好為設定標準。另一方面，為了配合食材的大小厚薄、肉品不同部位的組織差異、以及吃的人的牙口與對軟硬的偏好，大多的密封模式都可依自己的偏好調整壓力值。

第一次做的菜式，不妨先使用預定壓力值測試軟硬度，下一次再來調整喔。書內食譜的壓力值，就是以我自己喜歡的口感來設計。

食材	料理	模式	壓力值
牛腱	牛腱湯	「牛肉／羊肉」	60kPa
	滷牛腱／牛肉麵	「牛肉／羊肉」	40kPa
排骨	豬肋排湯	「豬肉／排骨」	40kPa
	燉豬腱骨	「豬肉／排骨」	40kPa
	豬軟骨湯	「煲湯」	70kPa
羹／粥／濃湯	銀耳羹	「煮粥」	50kPa
	粥／濃湯	「煮粥」	50kPa
	無水咖哩	「煮粥」	20kPa

一鍋抵多鍋，享受原型食材的美味

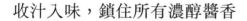

金小萬擅長把原型食物，用最極簡的方法，烹調出最純粹的味道，免調味，零加工。

用「健康蒸」模式蒸蔬菜（P68），蔬菜的營養不流失，蒸出原型蔬菜的天然色香味。水煮蛋除了水煮外，與根莖蔬菜一起蒸熟更方便，同步為身體補充膳食纖維與蛋白質。烤地瓜時只需把地瓜放進金小萬，啟動「烤雞」模式，出爐的地瓜糖蜜溢出，鬆軟可口，為鷹嘴豆地瓜沙拉（P46）提供低熱量的飽足感。

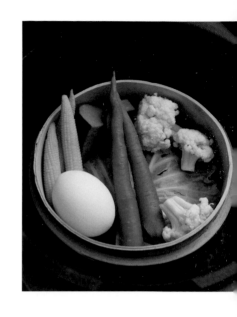

有時想吃點重口味的如麻婆豆腐（P100），金小萬IH加熱技術的加熱速度非常快，「烤雞」模式的大火力，足以將辛香料爆炒到香氣盡出，再煨煮豆腐，香麻入魂。

金小萬一用便上手，不需任何烹調技術，便能以最基本的模式引出食物的美味、吃進營養，身體健康。

收汁入味，鎖住所有濃醇醬香

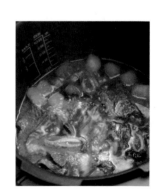

收汁是指在烹調最後階段讓醬汁持續沸騰，變得濃稠有光澤，風味也更加濃縮，為料理帶來更醇厚的色、香、味。韓式燉牛小排（P116）即以「雞肉／鴨肉」模式先燉煮，完成後按「收汁入味」讓醬汁濃稠，配飯好好吃！

中途加料，讓食材保有最佳風味

多數「密封烹調」模式都可以使用「中途加料」，將需要不同時間烹調的食材分兩階段入鍋，讓每種食材煮出最佳的口感與味道。如滷牛腱豆乾海帶雞蛋（P54），同時選擇「牛肉／羊肉」模式及「中途加料」，等到「中途加料」的提示聲響起，再加入豆乾海帶雞蛋去滷，便可吃到入味及軟硬適當的牛腱滷菜。

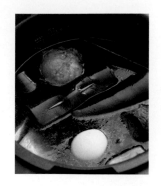

一鍋到底、雙層料理的技巧

效率是金小萬的強項，並且兼顧美味！除了義大利麵可一鍋到底，炊飯也是金小萬的拿手料理，番茄鯖魚燕麥飯（P114），燕麥與米不需浸泡，與新鮮番茄、鯖魚同炊，米飯酸甜開胃，滿滿地中海風味。

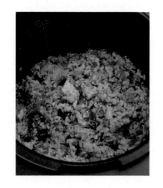

利用附送的蒸架，便可在煮湯或煮飯時，同步雙層料理，上層同時蒸另一道菜，一鍋出兩菜，更省時省力！海南雞飯（P90）先把辛香料用「烤雞」模式炒香，與米混合，上層蒸雞腿肉時，雞汁精華滴進米飯裡一滴也不浪費，雞油飯香噴噴，蒸好的雞腿肉質緊實有彈性，表面也保持乾爽。

本書使用 度量單位	1茶匙＝5ml	1杯＝200ml
	1湯匙＝15ml	1量米杯＝160ml

原來還能這樣用！

ⓘ 紙包料理難不倒

不是只有烤箱才能做紙包料理！用「烤海鮮」模式，把裹著鮭魚的紙包放入，半蒸半烤的鮭魚非常細嫩多汁！蝦子、雞肉也可以用紙包方法燜烤來鎖住美味喔！

ⓘ 個人風格的生日蛋糕

除了可以把麵糊倒入內鍋烤成蛋糕外，想要做出比較小型的蛋糕，不妨把蛋糕模具放進內鍋，選擇「蛋糕」模式直接烤，脫模後抹上鮮奶油及裝飾，訂製版的生日蛋糕便完成了！

ⓘ 利用蒸菜水分起壓的無水料理

不加一滴水如何讓金小萬起壓呢？只要選擇水分高的蔬菜，如番茄炒過會釋出水分，洋蔥加熱會出水，大白菜加鹽巴會變軟生水，一層一層堆疊，金小萬便會萃取鍋內蔬菜及其他食材交織出的純粹精華。

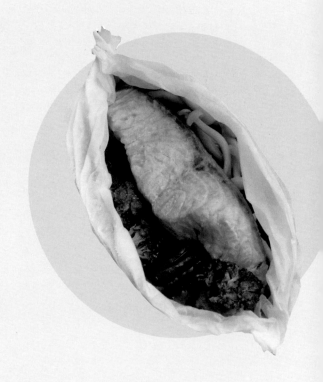

ⓘ 義大利麵及醬汁不用分開煮

麵條及醬汁材料同時下鍋，用「健康蒸」一鍋到底便煮好彈牙入味、裹滿醬汁的義大利麵，完全不需顧火，比煮泡麵更省力。

B

從飲食開始，
吃進健康女力

女性步入 30 歲的階段，事業、人際關係等各方面正朝著巔峰迅速發展，然而，在這關鍵時刻若疏於好好照顧自己，健康就容易受影響，可能明顯感受到新陳代謝慢了、身體更容易疲累、美麗狀態需要更努力才能維持。其實這些生理上的影響大部分都歸咎於飲食或作息不規律。正確飲食能夠協助我們維持充沛的體力，將不良習慣導致的荷爾蒙失調或體態失衡導回正軌。

除此之外，飲食和運動需要雙管齊下，肌少症才不會找上門。近年來肌少症有年輕化的趨勢，不僅會影響未來的生活品質、更可能產生併發問題。充足的肌肉量是維持健康的關鍵基礎，一起從飲食開始培養好體力、好體質，讓這個階段不管面對挑戰、生育計畫都可以隨時做好準備！

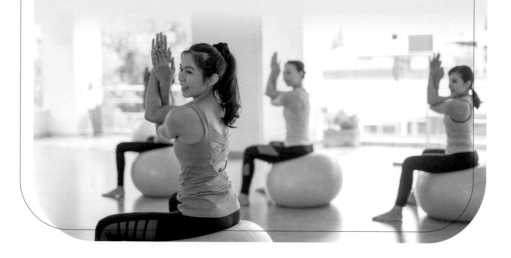

照顧自己，從好好吃飯開始

飲食習慣也會影響心理健康。科學研究已證實，消極的飲食習慣與情緒問題、心理疾病風險的增加相關，包含習慣攝取高糖、高加工和高飽和脂肪食品，這些飲食也更容易導致體重增加與發炎，進而影響大腦功能和心理健康。

「三十而立」是人生中的轉捩點，工作、家庭的壓力雖然不像利刃般直接傷害身體，但面對壓力時，女性更容易出現緊張、焦慮、憂鬱的心情，有些人會以「吃」來紓解壓力，進而導致肥胖問題。而壓力也會影響到睡眠、處理事情的思緒。透過好好吃飯，補充舒緩身心的營養，可以使我們由內而外照顧自己，過得更從容、快樂！

 ## 女性應該特別注意哪些營養素呢？

上述提到非常多飲食對於我們的影響，藉由多樣化的飲食可以為身體注入不一樣的能量，而僅僅透過「飲食」兩個字去理解它的影響或許有些虛幻，必須要了解到「營養素」對人體確實的影響是什麼，也需要知道不同的食物中大約含有哪些營養素，這些營養素又分別對我們產生什麼樣的影響。

舉例來說，**蛋白質**是三大營養素之一，也是身體的基本組成成分，有助於修復組織、促進生長和維持健康的肌肉與器官；除此之外，蛋白質也與體重控制有很大的關係，吃足蛋白質可以維持飽足感幫助避免報復性進食。另外，**鐵質**有助於紅血球的形成，幫助運輸氧氣至全身並維持能量平衡，足夠的鐵能使我們擁有好氣色與好體力！而**鈣質**除了對骨骼健康有影響，還可以幫助調節情緒。

當我們掌握了這些營養密碼並用心料理、品嚐，自然可以成為散發光芒、心情美麗，從頭到腳展現自信魅力的人！

蛋白質吃什麼？

蛋白質的主要食物，依據來源可以分為植物性蛋白質與動物性蛋白質，植物性蛋白質主要是黃豆、黑豆及其製品，屬於「完全蛋白質」，是植物性蛋白質中較佳的選擇，雖然其甲硫胺酸與動物性蛋白質相比含量較低，但只要飲食中搭配其他穀類、豆類或堅果種子即可補足。

而動物性蛋白質包括魚及其他海鮮、蛋、肉類，一般而言，海鮮類的脂肪含量較禽畜肉類低，並且脂肪酸的組成較為健康；肉類則要注意避免高脂肪的部位，高脂肪的肉類不僅蛋白質含量較低，飽和脂肪與膽固醇都較高！長期過量攝取容易造成心血管疾病風險哦！

食物類別	選食原則	推薦食材
豆	選擇非油炸且避免過度加工的黃豆製品	黃豆、黑豆、板豆腐（傳統豆腐）、豆乾、豆皮等
魚	均衡攝食各類海鮮及魚，避免只攝取大型魚類	牡蠣、文蛤、蝦子、花枝等 石斑魚、鱸魚、吳郭魚、鯖魚、鮭魚等
蛋	挑選外觀完整，並且潔淨、沒有污染物的新鮮蛋品	雞蛋、鴨蛋等
肉	瘦肉蛋白質含量高，避免含高飽和脂肪的肥肉部位	牛肉、豬肉、雞肉、鴨肉等
乳品	選擇無糖的乳製品	牛奶、羊奶、優格、優酪乳等

● 乳品類也是相當好的蛋白質來源，一次可以提供三大營養素的營養還有鈣質。
● 大型魚類（鯊魚、旗魚等）可能累積高濃度的污染物，例如：戴奧辛、甲基汞等金屬，建議減少攝取。
● 除了豆魚蛋肉及乳品類，全穀雜糧及蔬菜也含有少量的蛋白質，均衡攝取才能達到最佳效果！

鐵質吃什麼？

鐵質依食物來源可分為「血基質鐵」（Heme iron）和「非血基質鐵」（Nonheme iron）

- 血基質鐵來源　　紅肉、家禽類、魚類
- 非血基質鐵來源　蛋類、穀物、蔬菜、水果

血基質鐵的吸收率較高，約15%，並以血紅素和肌紅蛋白的形式存在。
非血基質鐵的吸收率較低，約3-8%，食物中纖維也可能影響鐵吸收。

除了內臟類，要攝取單一種食材就補足每日的鐵較不易，建議含鐵的食材都可以多攝取！血基質鐵有助於預防鐵缺乏之貧血；非血基質鐵含有適量的鐵並且可以提供其他促進鐵吸收的營養素！

鐵質	食物類別	選食原則	推薦食材
血基質鐵	內臟	注意新鮮衛生、品質佳	豬肝、豬血、鴨血等
	肉類	選擇瘦肉含鐵量較高	菲力牛排、豬肉等紅肉及家禽類
非血基質鐵	蔬菜	選擇深綠色蔬菜鐵質較多	紅莧菜、紅鳳菜、菠菜等
	豆類	選擇新鮮的加工豆製品	豆乾絲、五香豆乾、小方豆乾等
	全穀類	若製成甜點或甜湯，避免過度精緻或含糖過多	紅豆、綠豆等

● 咖啡因會影響鐵質吸收，因此若要喝茶、可可或咖啡飲品，建議餐後2小時再飲用。

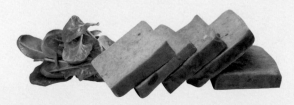

外食小迷思解惑及「我的餐盤」

快速的生活節奏，外食已成為日常生活中不可或缺的一部分，但在網路、媒體所建構出來的飲食觀念當中，常會有一些小迷思，而我們可以透過掌握飲食原則來幫助攝取到最充足的營養——我的餐盤。

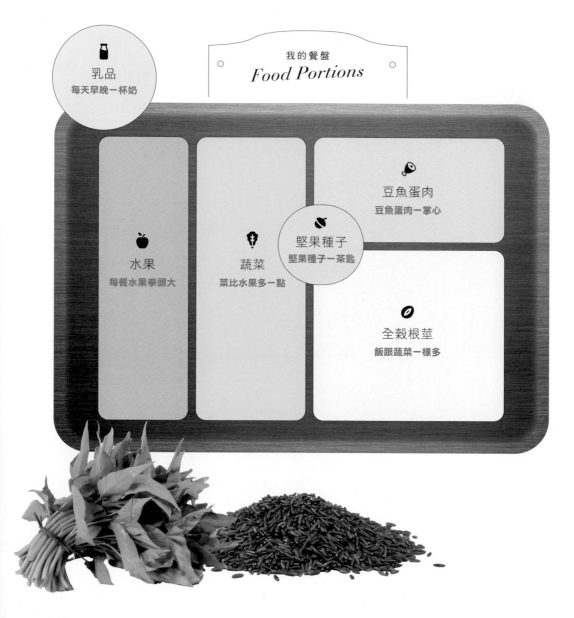

看懂「我的餐盤」

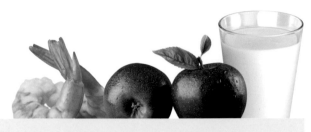

🍶	**每天早晚 一杯奶**	奶製品是鈣質和蛋白質的良好來源，有助於骨骼健康和營養補充，鮮奶是乳製品中最棒的選擇，而起司可能會有較多的脂肪以及鈉，需要適量攝取。
🍎	**每餐水果 拳頭大**	水果提供豐富的維生素 C 幫助促進膠原蛋白生成，還有膳食纖維可以促進腸道蠕動，調整消化道健康。
🌶	**菜比水果 多一點**	蔬菜含有豐富的維生素、礦物質和纖維，並且熱量低，多攝取能夠幫助調整體質，維持健康。
🫘	**飯跟蔬菜 一樣多**	控制主食份量，但並非完全不吃澱粉，我們只需要注意攝取量，並且多挑選未加工的全穀類的食材像是糙米、黑米等。
🍗	**豆魚蛋肉 一掌心**	蛋白質來源多樣化有助於維持肌肉和組織健康，並以豆魚蛋肉的優先順序去挑選蛋白質。
🥜	**堅果種子 一茶匙**	堅果和種子含有健康脂肪和重要營養素，但熱量較高，建議適量食用。

除此之外，我們在外食時也需要多去挑選原型食物，並避免加工食品，如高油、高鈉的香腸、貢丸等等，烹飪時以蒸、煮、滷、涼拌的料理方式為主，減少炸、油煎食物的攝取頻率，這些都是我們日常可以掌握的飲食原則哦！

01 活力補充 & 好氣色

每日的生活應對繁忙工作、人際關係、家庭真的很挑戰！別忘了好好照顧自己，好的飲食是給自己最大支持的第一步！營養均衡是健康維持的根本，各種食物類別都吃到是最理想的，但想要增強體力、提升活力就需要注意飲食中的蛋白質、鐵質及維生素B群。

「蛋白質」是建構身體的基礎，也是供應能量的主要營養素，吃足了才有好體力，也可以避免肌少症！「鐵質」則是維持好活力及好氣色的關鍵，因為它扮演輸送、利用氧氣的重要角色，女性需要特別注意補充。另一方面，「維生素B群」可以幫助體內能量代謝、有助於營養利用，也有助於紅血球的生成，因此想要保持精力充沛的生活節奏，別忘了由飲食開始下點功夫，搭配金小萬輕鬆做出營養好料理！

保持好活力！

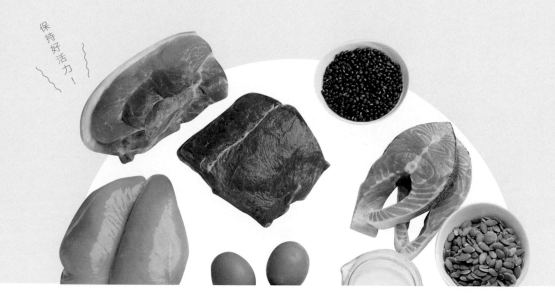

優質蛋白質避免肌少症，建構好體力！

蛋白質、碳水化合物及脂質是能提供熱量的三大營養素，其中蛋白質在人體具有建構及修補組織的重要功能，並且能調節生理機能、幫助營養素運輸。除此之外，蛋白質還構成酵素、激素和抗體等，幫助健康免疫力與活力。

進入輕熟齡階段時若沒有好好維持保養，肌肉量與肌力就會逐年下降，肌少症盛行率約為 7 - 10%，而女性更是肌少症的高風險族群。如果平時是坐式生活者，像是上班的時候久坐，下班又沒有穩定的運動習慣，低活動度加上營養吃不夠的情況下，肌少症的發生機率就會大大提高。攝取充足的蛋白質是預防肌少症、提升肌力、保持好體力的關鍵！

\\ 女性蛋白質吃多少才是剛剛好？ \\

蛋白質需求量可依據體重計算，每公斤體重至少要吃1 - 1.2公克的蛋白質是最理想的。

以50公斤的成人女性而言，每日的蛋白質攝取建議量為50 - 55公克。

年齡	每日蛋白質建議攝取量	換算成食物的份量
19 - 30 歲	50克	🍗 3.5 - 4 掌心大的肉 🥚 3.5 - 4 顆雞蛋
31 - 50 歲	54克	🍗 4 掌心大的肉 🥚 4 顆雞蛋

● 手掌為成年女性的手掌大小，一個掌心約含有1.5 - 2份肉（11 - 14g蛋白質）。

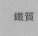 鐵質

吃足鐵質避免貧血，維持好活力！

鐵質是人體能量代謝與細胞增生所必需的蛋白質之一，對中樞神經、內分泌、心血管、大腦等系統的發展都相當重要！它也是構成血紅素與肌紅素的關鍵成分，並且有助於氧氣的輸送與利用，攝取足夠的鐵才能避免貧血、缺氧而造成疲勞、無力的狀況，讓你擁有好活力！

對於育齡婦女來說，缺鐵性貧血盛行率約為13.7%，因為每個月的流失或懷孕需求，需要的鐵質比同齡男性高出許多，因此需要特別注意補充。

鐵是重要的營養素，需要適量攝取維持生理機能。
鐵攝取 (不足) 的風險：紅血球減少、缺鐵性貧血、目眩疲倦、皮膚蒼白、心悸。
鐵攝取 (過多) 的風險：便秘、噁心、嘔吐、胃痛、血氧過少，過量的鐵會沉積於肺部或心臟等器官，導致器官受損。

＼ 女性建議攝取量 ／

年齡	每日鐵建議攝取量	換算成食物的份量
19 - 30 歲		🍖 570 克牛肉 (後腿肉)
	15毫克	🌱 175 克紅莧菜 (煮熟後約1.5 - 2 碗)
31 - 50 歲		🫘 750 克紅豆 (煮熟)
		🟫 275 克五香豆乾 (約 6 片)

維生素 B 群促進新陳代謝，營養好利用！

維生素 B 群中的B1、B2、B6 都有助於維持能量正常代謝，吃下肚的能量還需要透過層層的生理轉換才能被吸收與利用，因此想要維持活力，當然不能忘了多吃含有維生素 B 群的食材！雖然許多人會覺得直接補充保健食品就好，但營養師建議永遠是「Food First」，從食物中直接獲得營養的好處更多！飲食中可以多吃未精製的全穀雜糧、瘦肉、內臟、雞蛋及堅果種子等，就可以補充到以上營養。

B12 除了有助於紅血球的形成、也可以增進神經系統的健康。維生素B12 大多存在於海鮮魚貝類當中，因此素食者 (不吃肉) 是相對容易出現 B12 缺乏的族群，飲食中建議可以多吃海鮮類、瘦肉、海帶、海苔等，幫助營養好利用，擁有健康的代謝以及循環，維持好體力與好活力！

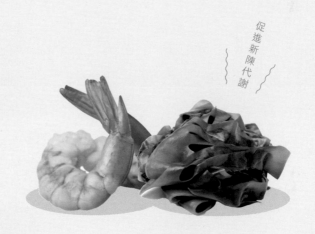

促進新陳代謝

鮮蝦豆腐蒸蛋

近年因為體重管理及加入運動俱樂部的緣故，發現平常攝取蛋白質的量遠低於標準，開始認真以蛋白質含量高的食材做出各種料理，務求吃到健康也吃到美味。蝦子豆腐雞蛋是我最常做的組合，這道滑嫩像布丁的蒸蛋，海鮮味道釋放到蛋液裡，變成天然的味精；豆腐提升飽足感，再搭配青菜便是一餐了。

<table>
<tr><td>烹調時間</td><td>**12** 分鐘</td></tr>
<tr><td>份數</td><td>**2-3** 人份</td></tr>
<tr><td>模式</td><td>烤雞
健康蒸</td></tr>
</table>

材料

雞蛋　2顆
去殼蝦仁　60克
嫩豆腐　1盒
鹽　1/4茶匙
溫水　120ml
蔥末　1/2條

香油　少許

醃蝦仁
鹽　1/8茶匙
胡椒粉　少許

1. 蝦仁醃5分鐘。雞蛋打發成蛋液，與鹽拌勻，再加溫水拌勻。
2. 整塊豆腐放入深盤靜置10分鐘，倒掉水分。蛋液過篩後倒進深盤，放上蝦仁。
3. 內鍋加熱水200ml（份量外），放入矮的蒸架。選「**烤雞**」模式及「**開始烹飪**」，水燒開後，將深盤放於蒸架上，蓋上盤子。
4. 合蓋上鎖，選「**健康蒸**」及「**開始烹飪**」。
5. 完成後解鎖開蓋，取出深盤，撒蔥末，倒少許香油，完成。

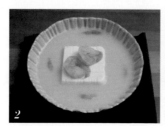

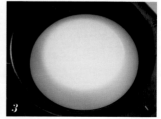

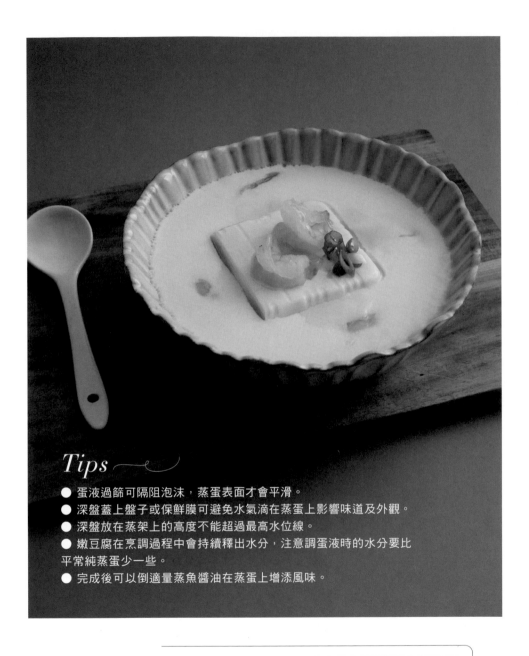

Tips

● 蛋液過篩可隔阻泡沫，蒸蛋表面才會平滑。

● 深盤蓋上盤子或保鮮膜可避免水氣滴在蒸蛋上影響味道及外觀。

● 深盤放在蒸架上的高度不能超過最高水位線。

● 嫩豆腐在烹調過程中會持續釋出水分，注意調蛋液時的水分要比平常純蒸蛋少一些。

● 完成後可以倒適量蒸魚醬油在蒸蛋上增添風味。

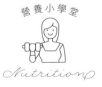

營養小學堂

Nutrition

蝦子、豆腐、蛋都是優質的蛋白質來源，脂肪含量少，適合想補充蛋白質又不想增加負擔的人吃！此外雞蛋中含有卵磷脂，能幫助神經反應力，想要維持充沛的活力與好體力，不妨來道豐富美味的蒸蛋料理吧！

洋蔥滴雞精

原味滴雞精喝多會膩，加入一些提味的食材如洋蔥、蒜頭及紅棗，不僅可增加甜味，不討喜的雞肉腥味也會隨之消失呢！選用黑羽土雞、紅羽土雞、烏骨雞等品種，做出來的滴雞精味道也不同啊，只要微調食材，就可以做出喝不膩的滴雞精了。

烹調時間 **50** 分鐘

份數 **2** 人份

模式 煲湯

材料
土雞大雞腿　1支
雞骨架　1副
洋蔥切大塊　1顆

1. 將雞腿及雞骨架裝在塑膠袋裡，用鐵鎚敲碎骨頭。
2. 土雞清洗乾淨，淋熱水洗去雜質及血水。
3. 內鍋加水1杯。取1個比內鍋小一點的鍋子（可放進內鍋及不超出內鍋高度），將飯碗倒扣在中央，洋蔥塊放在飯碗旁，雞腿及雞骨架鋪在碗上。
4. 合蓋上鎖，選「**煲湯**」模式，按「**開始烹飪**」。
5. 烹調完成，解鎖開蓋，小鍋裡蒸出的湯汁便是滴雞精。
6. 將滴雞精過濾雜質後，撈出浮在表面的雞油，完成。

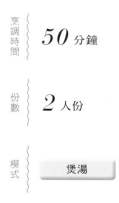

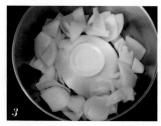

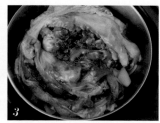

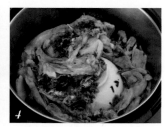

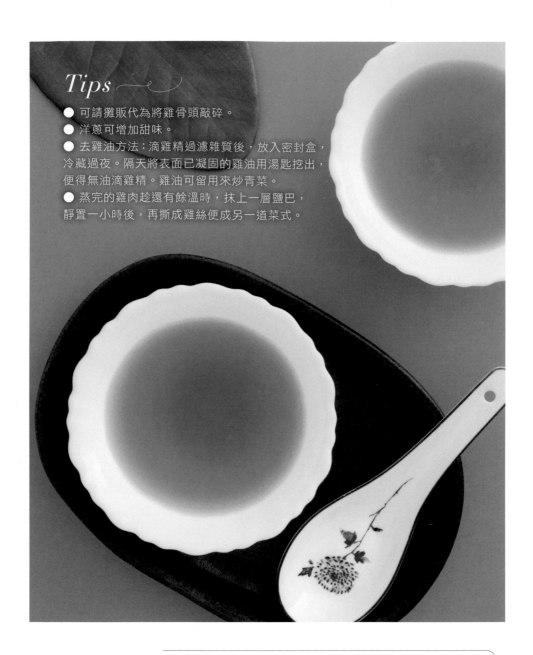

Tips

● 可請攤販代為將雞骨頭敲碎。

● 洋蔥可增加甜味。

● 去雞油方法：滴雞精過濾雜質後，放入密封盒，冷藏過夜。隔天將表面已凝固的雞油用湯匙挖出，便得無油滴雞精。雞油可留用來炒青菜。

● 蒸完的雞肉趁還有餘溫時，抹上一層鹽巴，靜置一小時後，再撕成雞絲便成另一道菜式。

營養小學堂

Nutrition

雞精含有濃縮的雞肉以及洋蔥精華，並且在烹煮過程中，蛋白質被分解成好吸收的小分子胺基酸，其中的支鏈胺基酸BCAA可以緩解精神與肌肉的疲勞，幫助滋補身體，快速補足一整天的元氣。

滷虱目魚頭及魚肚

「收集」沒有嚐過的虱目魚料理，是每次到南部時給自己的任務。油脂肥美的虱目魚適合各種烹調手法。比起乾煎虱目魚，滷煮的古早味才是我最想念的，滷到入味、細嫩又堅實的魚肉或魚頭，吃完嘴巴回甘！每次輪番點選不同口味，最後發現豆豉及醃鳳梨才是我的最愛。

烹調時間 **50** 分鐘

份數 **4-5** 人份

模式
烤肉
煮粥
（20kPa）

材料
虱目魚頭　8個
虱目魚肚　1片
蔥花　1條
油　1湯匙
香油　少許

辛香料
薑片　2片
蒜頭切片　2瓣
辣椒切段　1條
乾豆豉　1又1/2湯匙
（用米酒2湯匙泡軟後瀝乾）

調味料1（滷虱目魚頭）
醬油　3湯匙
細冰糖　1湯匙
米酒　1茶匙
水　200ml

調味料2（滷虱目魚肚）
醃鳳梨　30克
醃鳳梨汁　2湯匙
醬油　1/2湯匙
細冰糖　1茶匙
米酒　1茶匙
水　120ml

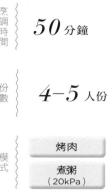

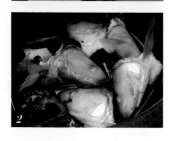

1. 滷虱目魚頭：內鍋倒油，選「**烤肉**」模式及「**開始烹飪**」，油熱爆香辛香料，倒入調味料拌至冰糖融化。放入魚頭，把醬汁淋在魚頭上。
2. 合蓋上鎖，選「**煮粥**」模式，「**壓力值**」降至20kPa，「**時長/預約**」降為15分鐘，按「**開始烹飪**」。
3. 完成後解鎖開蓋，將魚頭翻面，合蓋燜15分鐘，淋香油，盛盤後撒蔥花。

＊滷虱目魚肚：步驟1及2同上（不用加豆豉，使用調味料2）。完成後解鎖開蓋，淋少許香油，盛盤後撒蔥花。

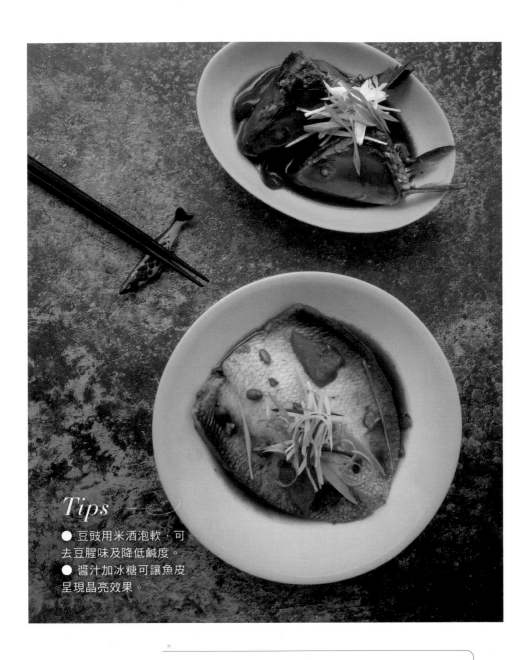

Tips
● 豆豉用米酒泡軟,可去豆腥味及降低鹹度。
● 醬汁加冰糖可讓魚皮呈現晶亮效果。

營養小學堂

Nutrition

虱目魚的魚肉細緻好入口,並且是蛋白質含量更豐富的魚種,提供的胺基酸高達17種!這道料理方式可以讓魚中的關鍵營養DHA、EPA好吸收利用,不僅補充體力元氣,也幫助補腦清晰哦!

肉骨茶

新加坡朋友帶來肉骨茶湯包作為伴手禮，雖不好意思但還是直說我跟先生很抗拒滿口中藥味的肉骨茶。朋友笑說，肉骨茶分兩派，新加坡風味的肉骨茶，顏色較淺，充滿白胡椒的清香；馬來西亞的肉骨茶則顏色較深，有較重的中藥味。啊，用油條沾白胡椒味的肉骨茶太好吃啦！

烹調時間 ∫ **55** 分鐘

份數 ∫ **3-4** 人份

材料

市售肉骨茶包　1包
豬肋排　600克
蒜頭　15瓣
茼蒿　100克

玉米筍　6條
金針菇　適量
水　1100ml

模式

烤雞

豬肉/排骨
（40kPa）

烤肉

1. 豬肋排骨放入內鍋，選「**烤雞**」模式及「**開始烹飪**」，加水（份量外）淹過，汆燙去血水，取出沖洗表面雜質備用。
2. 蒜瓣不去皮，沖洗乾淨。
3. 把豬肋排、蒜瓣、肉骨茶調味湯包及水放進內鍋，合蓋上鎖，按「**豬肉/排骨**」模式，「**壓力值**」降至40kPa，按「**開始烹飪**」。
4. 完成後，解鎖開蓋，選「**烤肉**」模式及「**開始烹飪**」，放入玉米筍、茼蒿及金針菇燙熟便完成。

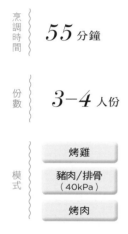

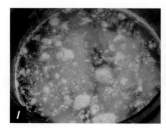

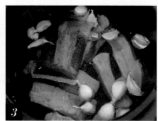

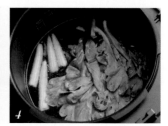

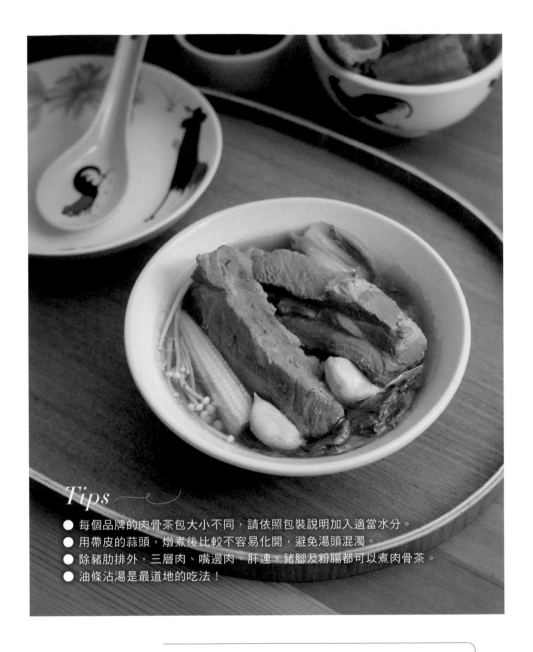

Tips

● 每個品牌的肉骨茶包大小不同，請依照包裝說明加入適當水分。
● 用帶皮的蒜頭，燉煮後比較不容易化開，避免湯頭混濁。
● 除豬肋排外，三層肉、嘴邊肉、肝連、豬腳及粉腸都可以煮肉骨茶。
● 油條沾湯是最道地的吃法！

營養小學堂

Nutrition

對於台灣人而言豬肉的攝取頻率很高，同時也是我們很重要的鐵質來源，其中有較植物性鐵質更好吸收的血基質鐵，能幫助形成紅血球，協助體內氧氣的運輸，保持皮膚紅潤光亮，維持氣色的飽滿。

菠菜腐竹

小籠包餐廳的腐竹炒青菜，真是炒青菜的頂點！尤其是腐竹與菠菜的組合，整盤菜香噴噴，吃進嘴裡滑順鮮甜，怎麼跟家裡炒的菠菜會有澀味完全不同呢？魔鬼就藏在細節裡，學會小撇步後，馬上變成拿手家常菜！

烹調時間 **10** 分鐘

份數 **2-3** 人份

模式

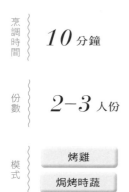

烤雞

焗烤時蔬

材料

菠菜　250克
乾腐竹　40克
蒜頭　3瓣
油　2湯匙

燙腐竹及菠菜

油　1/2湯匙
鹽　1/2茶匙

調味料

紹興酒　1湯匙
鹽　1/4茶匙

1. 乾腐竹泡水變軟，切條狀。蒜頭切厚片。
2. 內鍋加水1000ml，選「**烤雞**」模式及「**開始烹飪**」，水燒開後加鹽拌至溶解，將腐竹汆燙後，取出瀝乾水分。再倒油，將菠菜燙至轉深色後取出瀝乾，內鍋的水倒掉。
3. 擦乾內鍋，加油1湯匙，選「**焗烤時蔬**」模式及「**開始烹飪**」，將蒜頭爆香至金黃後，放入腐竹翻炒。
4. 再加油1湯匙，放入菠菜炒勻，加鹽調味。
5. 起鍋前淋上紹興酒拌勻。

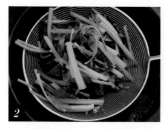

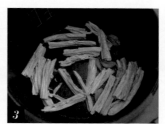

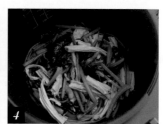

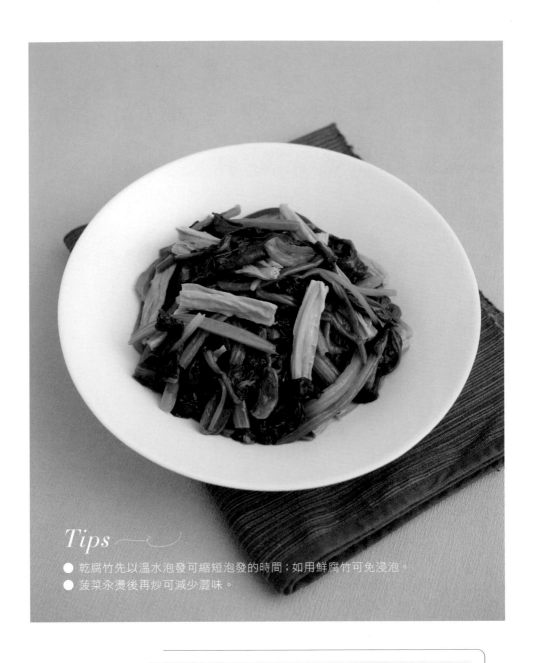

Tips

● 乾腐竹先以溫水泡發可縮短泡發的時間；如用鮮腐竹可免浸泡。

● 菠菜汆燙後再炒可減少澀味。

營養小學堂
Nutrition

菠菜含豐富鐵質，是蔬菜裡較好的鐵質來源，能夠增進好氣色，菠菜還含有豐富的葉酸、類胡蘿蔔素等，能夠保護眼睛；而腐竹屬於蛋白質食材，可以幫助維持好體力！

醬燒鮪魚燕麥漢堡排

積極管理體重後，才發現自己以前攝取的蛋白質遠低於標準，導致肌肉活動力大不如前。為了增肌減脂，我針對日常食物中的澱粉及脂肪，找出高蛋白及高纖的替代食材。漢堡中的絞肉改用罐頭鮪魚，脂肪降低；麵包粉改用富維生素B及高纖的早餐燕麥片，食材取得更方便，做出來的漢堡也一樣juicy好吃！

烹調時間　**10**分鐘

份數　約 **13** 顆

模式　烤肉

材料
罐頭鮪魚　2罐
（淨重280克）
即食燕麥片　80克
洋蔥　1/2顆
紅蘿蔔　60克
蒜末　2瓣
巴西里　1/4杯
牛奶　2湯匙
鹽　1/2茶匙
黑胡椒　1/4茶匙
雞蛋打勻　2顆
油　2湯匙

醬汁
番茄醬　4湯匙
伍斯特醬　4湯匙
芥末醬　1茶匙
白酒　50ml
水　50ml

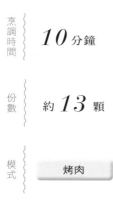

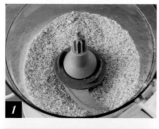

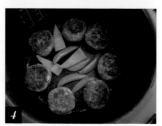

1. 用料理機將燕麥片打成粉狀；洋蔥、紅蘿蔔切細末。

2. 罐頭鮪魚瀝乾水分置大碗，加入洋蔥、紅蘿蔔、蒜頭、巴西里及燕麥粉混合，接著倒入牛奶、鹽及黑胡椒拌勻。最後加入蛋液拌勻成肉團。

3. 取約40克肉團捏成一顆顆圓球狀，雙手摔打幾下排出空氣，塑型成漢堡排狀，冷藏20分鐘。

4. 內鍋加油，選「**烤肉**」模式，按「**開始烹飪**」，油熱放下漢堡排，合蓋煎約8分鐘，中途需開蓋翻面，煎至兩面金黃後取出，分兩批煎。

5. 將醬汁材料拌勻，倒入內鍋，燒滾後取出。漢堡排盛盤後淋上適量醬汁。

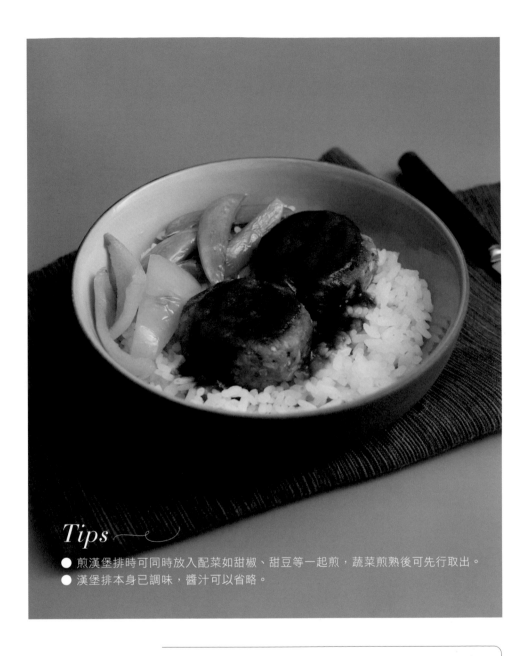

Tips

● 煎漢堡排時可同時放入配菜如甜椒、甜豆等一起煎，蔬菜煎熟後可先行取出。
● 漢堡排本身已調味，醬汁可以省略。

營養小學堂

Nutrition

用燕麥跟鮪魚取代傳統絞肉更天然健康，含大量維生素B群，能夠提振精神，並含有更多膳食纖維，可幫助穩定血糖，吃飽不會頭昏想睡！鮪魚含有Omega-3不飽和脂肪酸能保護心血管、抗發炎，由內而外平衡壓力、維持好精神！

無水咖哩雞翅

萬用鍋的密封特點很適合做一滴水也不用加的無水料理！只需把含水量高的蔬菜像是番茄及洋蔥疊放在鍋內，隨著鍋子加溫，番茄酸甜和洋蔥香甜的水分會慢慢釋放出來。在密封的環境下，水氣與美味全關在鍋內循環，每一口咖哩都是食材的原汁原味，味道非常有深度，好吃到一滴醬汁都不會放過！

烹調時間 **55** 分鐘

份數 **3-4** 人份

模式

烤肉

煮粥
（20kPa）

材料

雞翅　300克
番茄　600克
洋蔥　600克
西洋芹　1條
紅蘿蔔　200克

馬鈴薯　300克
月桂葉　1片
咖哩塊　4-5塊
油　1湯匙

1. 番茄切大塊，洋蔥一半切末、另一半切大塊，西洋芹切末，紅蘿蔔切2公分塊、馬鈴薯切2.5公分塊。

2. 內鍋倒油，選「**烤肉**」模式及「**開始烹飪**」，油熱後放入番茄，翻炒至番茄變軟及釋出大量水分。

3. 依序鋪上洋蔥、西洋芹、紅蘿蔔、馬鈴薯、雞翅及月桂葉，合蓋上鎖，選「**煮粥**」模式，壓力值降為20kPa，按「**開始烹飪**」。

4. 烹調完成，解鎖開蓋，放入咖哩塊拌至溶化，選「**烤肉**」模式及「**開始烹飪**」，煮3分鐘便完成，可配白飯、麵或麵包。

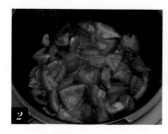
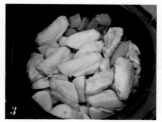
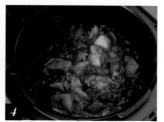

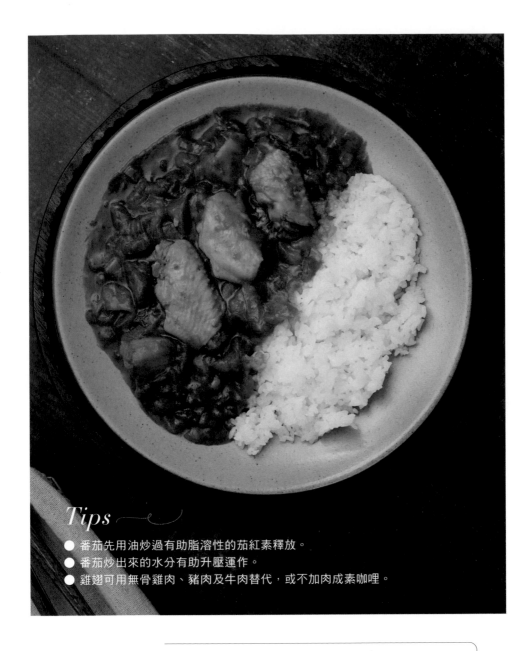

Tips

- 番茄先用油炒過有助脂溶性的茄紅素釋放。
- 番茄炒出來的水分有助升壓運作。
- 雞翅可用無骨雞肉、豬肉及牛肉替代，或不加肉成素咖哩。

營養小學堂

Nutrition

雞翅雖然油脂含量較高，但仍是不錯的蛋白質來源！搭配新鮮的蔬菜類，可以提供多種植化素，幫助抗氧化。以咖哩的天然香料調味不僅能使人感受煥然一新，還有促進新陳代謝的效果！

黑芝麻戚風蛋糕

除了直接用萬用鍋的內鍋來烤蛋糕，也可以把蛋糕模直接放入內鍋，讓小萬變身成烤箱，烤出口感特別綿密的戚風蛋糕！抹上鮮奶油，花點心思裝飾，便是滿載著祝福的生日蛋糕！烤蛋糕全程不用顧火，方便極了。

烹調時間 **60** 分鐘

份數 **5-6** 人份

模式
焗烤時蔬
蛋糕

黑芝麻麵糊
橄欖油　50克
黑芝麻粉　40克
低筋麵粉　60克
細砂糖　35克
蛋黃　5顆
牛奶　75克

蛋白霜
蛋白　5顆

細砂糖　58克

黑芝麻鮮奶油
鮮奶油　180克
糖粉　18克
黑芝麻粉　18克

裝飾
果乾與堅果　適量

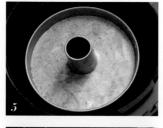

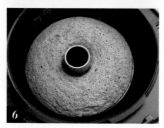

1. 製作黑芝麻麵糊：橄欖油倒入小鍋，以小火加熱至60度關火，倒入黑芝麻粉拌勻，加糖拌勻。稍讓溫度降低後倒入過篩的低筋麵粉拌勻，分兩次將蛋黃加入拌勻，最後將牛奶分兩次倒入拌勻。

2. 製作蛋白霜：蛋白用打蛋器先以低速打為細緻泡沫後，將糖分3次加入，再打發至提起打蛋器時，拉出的小尖角為挺立狀態即可。

3. 先取1/3蛋白霜與黑芝麻麵糊拌勻，倒回其餘蛋白霜一起拌勻。

4. 將麵糊倒入16公分中空戚風蛋糕模型，輕敲幾下排出多餘空氣。

5. 合蓋，選「**焗烤時蔬**」模式及「**開始烹飪**」，預熱萬用鍋。開蓋放入蛋糕模，合蓋上鎖，選「**蛋糕**」模式，「**時長／預約**」延長至59分鐘，按「**開始烹飪**」。

6. 完成後立刻解鎖開蓋，取出蛋糕模倒扣放涼，待完全放涼後才可脫模置網架上。

7. 製作黑芝麻鮮奶油：將鮮奶油、糖粉與黑芝麻混合稍微拌勻，打發至會緩流的狀態即可。

8. 鮮奶油抹在蛋糕上層，用輕推的方式讓奶油霜沿著蛋糕邊緣緩緩流下，擺上果乾與堅果裝飾。

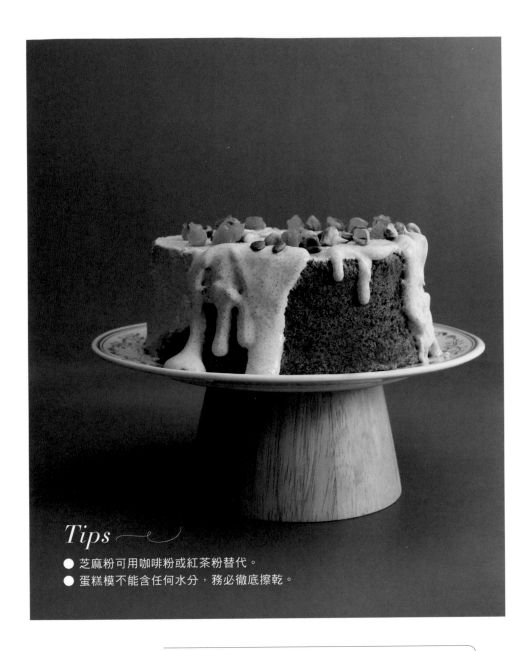

Tips

- 芝麻粉可用咖啡粉或紅茶粉替代。
- 蛋糕模不能含任何水分,務必徹底擦乾。

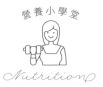

營養小學堂

Nutrition

黑芝麻含有鐵及維生素B群,吃進去的鐵在體內就像細胞的打氣筒,能夠運送氧氣進入細胞,幫助我們增強活力,維持好氣色。此外,芝麻還含有多種抗氧化物質,如松脂醇等,可以幫助維持健康。

02 │ 穩定情緒＆一夜好眠

生活上的壓力常無形中影響我們的情緒與睡眠，妳可能沒有想過，營養補充也可以是面對這些挑戰的小助手！色胺酸、鎂、鈣即是三個影響情緒與睡眠非常重要的營養素。

「色胺酸」屬於蛋白質小分子胺基酸的其中一種，是穩定情緒與睡眠規律的營養源頭，鎂、鈣都是調節神經反應的關鍵礦物質。吃足「鎂」有助於減輕焦慮及緩解鬱悶，也有研究發現鎂能縮短入睡時間，增加睡眠品質。而「鈣」除了參與晝夜作息的內分泌調控，還影響神經肌肉的收縮，進而增進睡眠品質！

吃對營養能幫助我們更從容地應對日常壓力，讓情緒、精神保持穩定，思緒清晰地處理問題，接下來的日子妳不孤單，跟著一起多吃色胺酸、鎂、鈣，輕鬆減壓快樂生活！

色胺酸

情緒與睡眠的關鍵原料─色胺酸

色胺酸是合成快樂荷爾蒙「血清素」的原料，血清素可以幫助穩定情緒、舒緩抑鬱、緩解焦慮，而血清素又能進一步轉化為調節睡眠的「褪黑激素」，是維持正常睡眠模式非常重要的生理機制。雖然色胺酸需要與其他營養一起才能轉化其對情緒與睡眠的影響，但只要在飲食中均衡地吃足營養，多補充色胺酸食材，就可以達到效果囉！

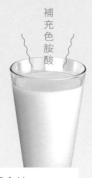

補充色胺酸

色胺酸沒有特定的建議攝取量，通常出現在富含蛋白質的食物當中，如瘦肉、豆類及乳品。日常飲食多注意蛋白質攝取就可以補充到色胺酸。當妳加班、家務繁忙感到疲累的時候，不妨來杯溫熱的牛奶撫慰自己吧！

食物類別	選食原則	推薦食材
🍖 肉	選擇雞、豬、牛、羊的瘦肉部位	雞胸肉、豬里肌、牛菲力等
🫘 豆	選擇非油炸且避免過度加工的黃豆製品	黃豆、傳統豆腐、豆乾、生豆包
🍶 乳品	選擇無糖或低糖的乳品	牛奶、羊奶、優格、優酪乳等

鎂

天天補鎂，讓情緒美起來！

鎂是人體不可或缺的礦物質，且無法由人體自行合成，在神經、肌肉與心臟功能都扮演重要的角色，其中鎂可透過調節神經傳導物質，發揮對情緒與睡眠的影響，包括減輕焦慮、緩解鬱悶、縮短入睡時間與提升睡眠品質等。

根據最新的國民營養調查，19－44歲女性僅有76%鎂攝取達建議量！飲食中的鎂多存在於全穀雜糧、蔬菜、堅果種子類中，也是一般外食族最不容易吃足的食材類別，只要每天1－2餐換成糙米飯，就可以補充到1/3的鎂需求囉！

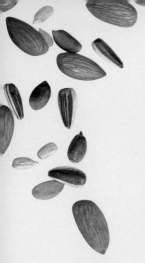

鎂攝取 不足 的風險：易怒、疲勞、抽筋、暈眩、頭痛、睡眠障礙等
鎂攝取 過多 的風險：腹瀉、腹痛、噁心等

● 根據國人的飲食文化，鎂攝取不足的情況較為普遍，飲食攝取上不需要擔心攝取過量的問題（除非使用營養補充劑）。

∥ 女性建議攝取量 ∥

年齡	每日鎂建議攝取量	換算成食物的份量
19 - 50 歲	15毫克	245克糙米 370克紅莧菜（煮熟3.5碗） 50克南瓜子

食物類別	選食原則	推薦食材
堅果	選擇無調味堅果較佳	黑芝麻、腰果、南瓜子
全穀雜糧	以原型食材為主，避免過度加工的精製產品	糙米、黑米、地瓜、芋頭、藜麥、紅豆、綠豆等
蔬菜	新鮮深綠色蔬菜佳	菠菜、紅莧菜、紅鳳菜、羽衣甘藍等

● 單一食材要吃足鎂建議攝取量不容易，建議於每日飲食中將各類的含鎂食材融入，豐富餐盤不單調。

鈣

吃好鈣，維持好睡眠！

大家對於鈣可以維持骨骼健康不陌生，但它也影響神經反應與肌肉收縮，並參與晝夜作息的激素調節，可以與鎂一起幫助色胺酸轉化為褪

黑激素，幫助入睡。吃足鈣能幫助舒緩肌肉，避免夜晚抽筋，維持更好的睡眠品質！

鈣是國人攝取最不足的礦物質，成年女性的每日攝取未達建議量的一半，建議飲食上需要有意識的多補充鈣質食物，直接攝取乳製品、入菜料理都可以，多吃含鈣食物能幫助骨骼、情緒、睡眠等多樣好處。

∥ 女性建議攝取量 ∥

年齡	每日鈣質建議攝取量	換算成食物的份量
19 - 50 歲	1000毫克	🍶 860毫升牛奶 🥛 970克優格 🍫 145克小方豆乾

食物類別	選食原則	推薦食材
🍶 乳品	選擇無糖或低糖的乳品	牛奶、羊奶、優格、優酪乳、起司等
🫘 豆	選擇非油炸且避免過度加工的黃豆製品	小方豆乾、板豆腐（傳統豆腐）
🐟 魚	選擇小魚鈣質較豐富	吻仔魚、小魚乾
🥦 蔬菜	選擇深綠色蔬菜	芥蘭菜、莧菜、海帶
🥜 堅果	選擇無調味堅果	黑芝麻、杏仁

營養師補鈣小提醒

● 避免與影響鈣吸收的食物一起吃：高糖、高油食物，含咖啡因的飲品與碳酸飲料。
● 許多人會以豆漿替代牛奶，但豆漿的鈣質含量僅有牛奶的13%。

鷹嘴豆地瓜沙拉

超級食物 (Superfood) 定義為「被認為對健康有益的非常營養的食物」。去超市時集中採購多種超級食物，回家組合成「超級沙拉碗」，營養高、顏色美、口感又富層次，當作正餐來吃也很有飽足感，吃完覺得自己超級超級健康的！

烹調時間　**120** 分鐘

份數　**1-2** 人份

模式
- 烤雞
- 豆類／蹄筋
- 焗烤時蔬

材料
地瓜　150克
生鷹嘴豆　100克
毛豆仁　100克
紅甜椒　2湯匙
南瓜子　2湯匙
羽衣甘藍　100克
油　1茶匙

煮鷹嘴豆／毛豆
水　600ml
鹽　1茶匙

烤鷹嘴豆調味料
咖哩粉　1/4茶匙
紅椒粉　少許
孜然粉　少許
黑胡椒粉　少許

沙拉醬汁
無糖優格　2湯匙
白芝麻醬　1湯匙
檸檬汁　1/2湯匙
白開水　1湯匙

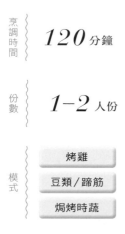

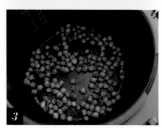

1. 烤地瓜：地瓜洗淨，拭乾皮上水分，放進內鍋底部，合蓋上鎖，選「**烤雞**」模式，「**時長／預約**」延長至59分鐘，按「**開始烹飪**」，到30分鐘時開蓋翻面。

2. 煮鷹嘴豆：鷹嘴豆不需預先浸泡，放入內鍋，加水及鹽，選「**豆類／蹄筋**」模式，「**時長／預約**」延長至59分鐘，按「**開始烹飪**」，完成後燜15分鐘，放涼後將鷹嘴豆表面的膜搓掉，瀝乾備用。

3. 將已熟的鷹嘴豆裹上調味料。內鍋加油，選「**焗烤時蔬**」模式及「**開始烹飪**」，油熱放入鷹嘴豆，烤8鐘至金黃，中途需翻炒。

4. 煮毛豆：內鍋倒水，選「**烤雞**」模式及「**開始烹飪**」，水熱加鹽巴，放入毛豆仁煮7分鐘，撈起放入冰開水，待降溫後瀝乾。

5. 沙拉醬汁拌勻。紅甜椒切丁；羽衣甘藍洗淨瀝乾後，將葉子撕成小片，與所有材料放入碗裡，淋上沙拉醬。

Tips

● 地瓜可一次烤多個，需平鋪在鍋底，不可重疊。烤地瓜表皮流出蜜糖就代表烤好了，也可將筷子插進地瓜測試鬆軟度，可按自己喜好多烤10-20分鐘。

● 鷹嘴豆可一次煮好3-5天的份量，食用前再調味或吃原味。

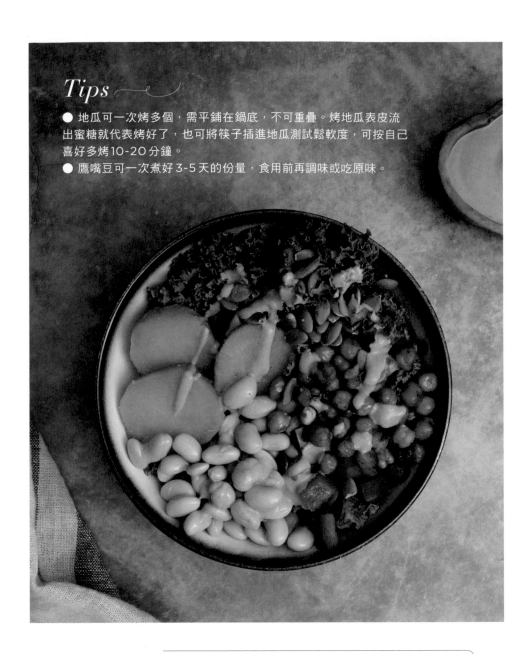

營養小學堂

Nutrition

鷹嘴豆含有豐富的色胺酸，是幫助合成入睡傳訊因子的原料，搭配地瓜中的鎂，可以舒緩及穩定情緒！不只清爽美味，還可以幫助提升睡眠品質！

雞肉地瓜濃湯

很多朋友愛吃地瓜養生或減肥，大多是烤或蒸，吃多了難免乏味。帶有天然甜味的地瓜很適合拿來做濃湯，喝起來滑順有地瓜香氣，還能吃到蔬菜與雞肉，營養滿分，尤其在冬天時喝一碗，全身馬上暖呼呼的。

烹調時間 *50* 分鐘

份數 *4-5* 人份

模式

烤雞

煮粥

烤肉

材料

雞里肌或雞胸　200克
地瓜切塊　400克
洋蔥切丁　1/2顆
紅蘿蔔切丁　120克
西洋芹切丁　70克
蒜末　3瓣
高湯　600ml
鮮奶　100ml
意大利香草　1茶匙

乳酪　3片
鹽　1茶匙
黑胡椒　1/2茶匙
初榨橄欖油　1/2茶匙

煮雞里肌
鹽　1茶匙
水　400ml

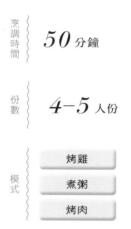

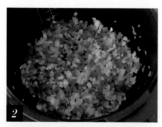

1. 內鍋放入雞肉，倒水淹過，加鹽，選「**烤雞**」模式及「**開始烹飪**」，將鹽拌至融化。雞肉煮10分鐘至熟後取出，放涼後撕成小塊備用。清洗內鍋。

2. 內鍋倒油，選「**烤雞**」模式及「**開始烹飪**」，油熱炒洋蔥、紅蘿蔔及西洋芹，翻炒至洋蔥轉透明，加蒜末炒香。

3. 倒入地瓜、香草及高湯。選「**煮粥**」模式及「**開始烹飪**」。

4. 撈出1/3的湯料備用。內鍋的湯加牛奶拌勻後倒入果汁機打成泥狀，倒回內鍋，把湯料放回湯裡。

5. 加入乳酪片，選「**烤肉**」模式及「**開始烹飪**」，輕輕攪拌均勻，當湯煮熱變濃稠後，加入鹽巴及黑胡椒調味，把雞絲放回湯裡。盛盤後撒上巴西里添香。

Tips ⌒

● 不鏽鋼內鍋可使用手持攪拌棒在鍋內把湯打成泥狀。如用不沾內鍋，需將湯倒出至果汁機打成泥，或其他不鏽鋼深碗來使用手持攪拌棒。
●乳酪可選切達起司或帕馬森起司。

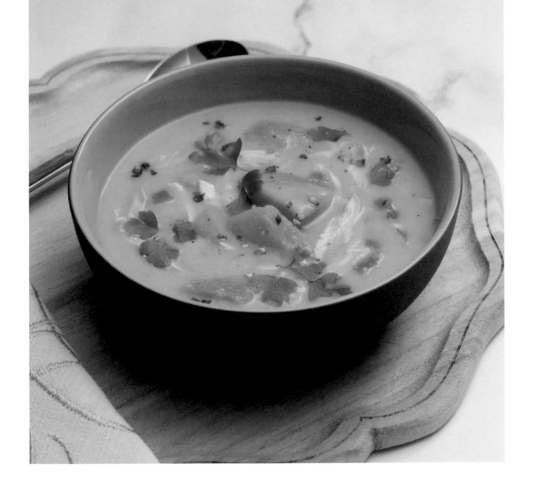

營養小學堂

Nutrition

牛奶是優秀的鈣質來源，鈣質會影響肌肉神經作用，補鈣可以避免半夜抽筋影響睡眠的狀況發生；牛奶也含有少量的鎂及色胺酸，能夠安定過度緊繃的情緒，並且牛奶中的乳糖也能幫助鎂的吸收，晚餐來一碗濃湯，暖胃又舒心！

黑醋燴雞腿彩蔬

每次這套人氣日式定食上桌時，除了蔬菜的繽紛顏色非常討喜，酸酸甜甜的滋味更讓人食慾大增。餐廳的作法常會將全部食材先炸過再燴，吃完後難免有一點油膩感，在家料理可改用少油的煎及炒，會清爽很多喔！

烹調時間 *15* 分鐘

份數 *2-3* 人份

模式 | 烤雞 | 焗烤時蔬

材料

雞腿肉切丁　240克
蓮藕切塊　40克
紅蘿蔔切塊　20克
蒜片　3瓣
洋蔥切段　1/4顆
茄子切塊　1條
青椒切塊　1/2顆
油　1又1/2湯匙
鹽　1/4茶匙
黑胡椒　少許

醃雞腿

糖　1/4茶匙
鹽　1/2茶匙
清酒　1茶匙
太白粉　1茶匙

醬汁

砂糖　3/4湯匙
日式醬油　1又1/2湯匙
日式高湯　5湯匙
清酒　1又1/2湯匙
味醂　1又1/2湯匙
烏醋　1又1/2湯匙

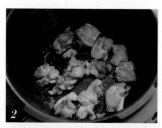

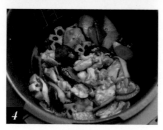

1. 雞腿肉醃15分鐘。
2. 內鍋倒1/2湯匙油，選「**烤雞**」模式及「**開始烹飪**」，油熱後煎香雞肉，取出。
3. 內鍋倒1湯匙油，選「**焗烤時蔬**」模式及「**開始烹飪**」，油熱放入蓮藕及紅蘿蔔翻炒，合蓋燜2分鐘至半熟。開蓋加入蒜片、洋蔥、茄子及青椒翻炒，加鹽及黑胡椒。
4. 倒入已混合的醬汁拌炒，將2茶匙水及2茶匙太白粉拌勻後，倒入勾芡；將雞肉回鍋裏上醬汁，淋香油，完成。

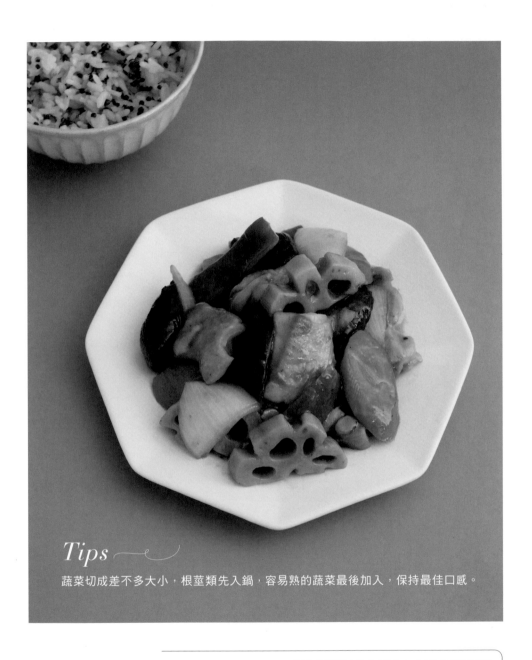

Tips —
蔬菜切成差不多大小，根莖類先入鍋，容易熟的蔬菜最後加入，保持最佳口感。

營養小學堂
Nutrition

金小萬少油的烹調方式讓這道經典日式料理更健康！雞腿是蛋白質含量高的食材，搭配材料中的各種蔬菜與全穀食材，可以攝取到鎂、鈣等礦物質和膳食纖維，有助於身體健康並且穩定精氣神，以黑醋調味清爽少負擔！

吻仔魚紅莧菜

為什麼無論羹湯、煮粥或炒菜，只要有莧菜便一定會加吻仔魚呢？原來莧菜（尤其是紅莧菜）有股澀味，吻仔魚可增鮮並蓋住不討喜的味道，也讓紅莧菜口感變得滑順。兩位海洋及蔬菜的含鈣資優生，天生便是好朋友。

烹調時間　**7** 分鐘

份數　**2-3** 人份

模式　焗烤時蔬

材料

紅莧菜　300克
吻仔魚　50克
蒜末　2瓣
高湯　50ml

油　1湯匙
鹽　1/8茶匙
香油　少許

1. 紅莧菜摘除粗梗，洗淨瀝乾。吻仔魚沖洗瀝乾。
2. 選「**焗烤時蔬**」模式，按「**開始烹飪**」，內鍋倒油，油熱後爆香蒜末，放入吻仔魚炒香。
3. 加入紅莧菜略為翻炒至變軟，倒進高湯。
4. 合蓋上鎖，將紅莧菜燜煮約3分鐘至軟，加鹽拌勻，淋上香油，盛盤。

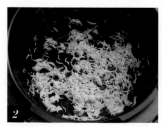
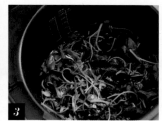
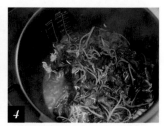

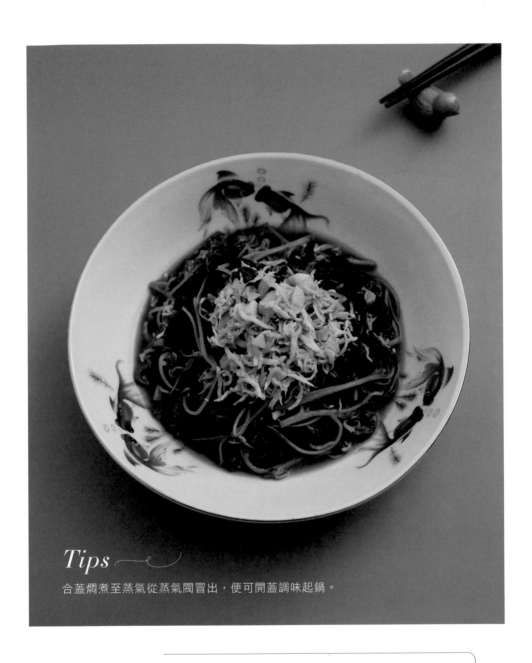

Tips

合蓋燜煮至蒸氣從蒸氣閥冒出，便可開蓋調味起鍋。

營養小學堂

Nutrition

紅莧菜溫潤的口感及風味，能提出吻仔魚的鮮味！吻仔魚含豐富的色胺酸，紅莧菜則含有鎂、鈣等礦物質，兩者都能幫助舒緩、穩定情緒，讓大腦跟身體能夠真正地下班，一夜好眠！

滷牛腱豆乾海帶雞蛋

好吃的滷味除了要滷得入味外,每種材料的口感也要適當。金小萬可調整壓力值,是一項非常體貼的設計,能藉此調控喜歡的食材軟硬度。有次萬用鍋社團上課時,學員熱烈交流各種食材的最佳壓力值,發現原來每個人都有自己的一本金小萬秘訣呢!

烹調時間 **70** 分鐘

份數 **4-5** 人份

模式
烤雞
牛肉/羊肉
（40kPa）
中途加料

材料
牛腱對切　700克
海帶　6片
豆乾　10片
水煮蛋　4顆
薑　4片
蔥切段　2條
蔥花　1條

調味料
滷包　1包
醬油　150ml
醬油膏　1湯匙
冰糖　2湯匙
米酒　2湯匙
水　700ml

1. 內鍋加入足夠淹過牛腱的水量（份量外）,選「**烤雞**」及「**開始烹飪**」,待水燒開後,下海帶汆燙1分鐘後取出瀝乾。接著下牛腱汆燙5分鐘去血水後取出,以清水沖掉雜質並瀝乾。內鍋水倒掉,洗淨擦乾。

2. 將牛腱放入內鍋,加入所有調味料並拌勻。合蓋上鎖,選「**牛肉/羊肉**」模式,「**壓力值**」降為40kPa,按「**中途加料**」及「**開始烹飪**」。

3. 「**中途加料**」提示聲響起,解鎖開蓋,把牛腱翻面,放入海帶、豆乾與水煮蛋（剝殼）,合蓋繼續烹飪。

4. 完成後,先取出海帶,放涼後冷藏。

5. 其餘材料泡在滷汁裡放涼後,連同醬汁放進密封盒冷藏浸泡過夜,便可切片盛盤。

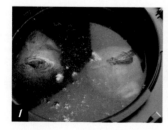
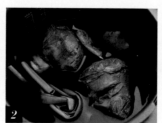
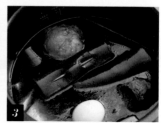

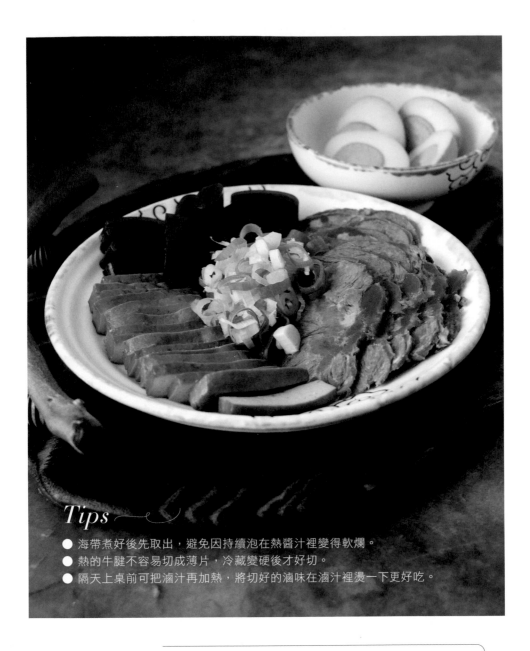

Tips

● 海帶煮好後先取出，避免因持續泡在熱醬汁裡變得軟爛。

● 熱的牛腱不容易切成薄片，冷藏變硬後才好切。

● 隔天上桌前可把滷汁再加熱，將切好的滷味在滷汁裡燙一下更好吃。

營養小學堂

Nutrition

色胺酸能讓人心情放鬆，幫助入睡，很多人以為吃香蕉可以補色胺酸，但其實色胺酸屬於蛋白質小分子胺基酸的一種，因此像是牛腱、雞蛋及豆乾等蛋白質食材的色胺酸含量遠比香蕉更豐富！這道家常菜很適合每日補充喔！

冬瓜玉米海帶軟骨湯

春夏胃口差及覺得身體濕氣重的時候，總愛煲上一鍋冬瓜豬軟骨湯，不但消暑，更是一鍋層次豐富、令人飽足的懶人聖品。利用「中途加料」功能，把營養的冬瓜皮及冬瓜肉分段下鍋，平凡的冬瓜竟然產生兩種恰到好處的口感滋味呢！

烹調時間 **90** 分鐘

份數 **4-5** 人份

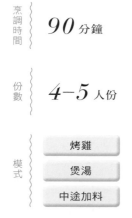

模式 烤雞 煲湯 中途加料

材料

豬軟骨　500克
冬瓜　400克
玉米　1條
乾蓮子　40克
薏仁　50克

海帶結　10條
薑片　1片
水　1300ml
鹽　1/2茶匙

1. 豬軟骨放進內鍋，加水（份量外）淹過。選「**烤雞**」模式及「**開始烹飪**」，將豬軟骨汆燙去血水，取出沖洗表面雜質備用。
2. 蓮子、薏仁及海帶結沖洗乾淨。冬瓜切皮留下備用，冬瓜肉切塊。玉米切段。
3. 豬軟骨、冬瓜皮、玉米、蓮子、薏仁及薑片放進內鍋，注水，合蓋上鎖。選「**煲湯**」模式及「**開始烹飪**」，按「**中途加料**」鍵。
4. 「**中途加料**」提示聲響起，開蓋放入冬瓜肉及海帶結，合蓋繼續烹煮。
5. 完成後加鹽調味。

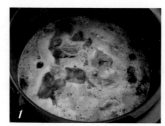
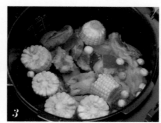
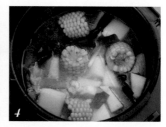

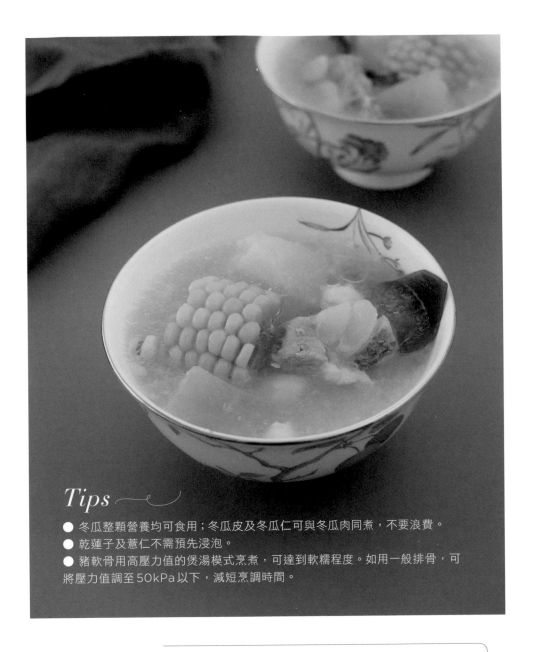

Tips

● 冬瓜整顆營養均可食用；冬瓜皮及冬瓜仁可與冬瓜肉同煮，不要浪費。

● 乾蓮子及薏仁不需預先浸泡。

● 豬軟骨用高壓力值的煲湯模式烹煮，可達到軟糯程度。如用一般排骨，可將壓力值調至50kPa以下，減短烹調時間。

營養小學堂

Nutrition

豬軟骨等食材經過金小萬高壓燉煮，會將內部的胺基酸營養及膠原蛋白融入湯中，而海帶是含鈣質的食材來源，蓮子及薏仁則含有鎂。當需要提振精神、安撫情緒的時候，不妨嘗試這道兼具蛋白質、蔬菜及全穀營養的湯品！

白帶魚米粉湯

香港朋友來台時許願吃到我做的台灣菜，白帶魚米粉湯是菜單中一定會出現的經典台菜。煎炸過的魚肉脂香豐潤，吸滿了鮮甜湯頭的米粉、加上芋頭與配料組成的深厚風味，大家讚好，吃得心滿意足，對台菜留下美好的記憶。

烹調時間 **20** 分鐘

份數 **3-4** 人份

模式　烤雞　健康蒸

材料	醃白帶魚
白帶魚切大塊　500克	鹽　1/2茶匙
豬肉絲　50克	白胡椒粉　少許
芋頭　100克	
乾香菇　2朵	白帶魚及芋頭麵衣
小魚乾　10克	麵粉　適量
蒜苗　1條	鹽　1/4茶匙
雞高湯　800ml	白胡椒粉　少許
米粉　200克	
油　5湯匙	醃豬肉絲
	鹽　1/4茶匙
	糖　少許

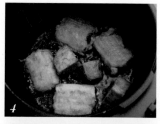

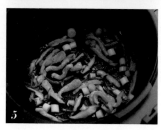

1. 豬肉絲醃10分鐘。芋頭切塊；蒜白切丁，蒜綠斜切粗絲；乾香菇加1/8茶匙糖泡軟切絲；米粉泡軟瀝乾。
2. 白帶魚切大塊，撒上鹽、白胡椒調味備用。
3. 麵粉、鹽及白胡椒粉混合，將白帶魚及芋頭均勻沾上麵粉。
4. 內鍋加油，選「**烤雞**」模式及「**開始烹飪**」，分批放入白帶魚及芋頭，半煎炸至金黃色取出備用。
5. 依序爆香香菇、小魚乾、豬肉絲及蒜白，倒入高湯，燒滾後加入米粉，合蓋選「**健康蒸**」模式，按「**時長/預約**」調至「**6分鐘**」，按「**開始烹飪**」。
6. 完成後開蓋，撒上蒜綠，便可享用。

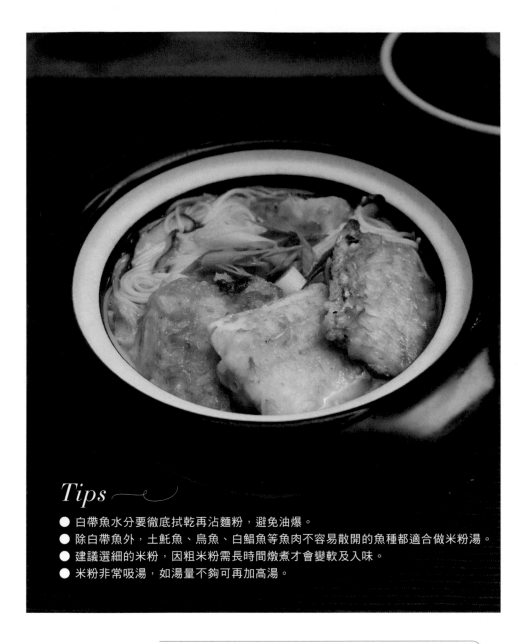

Tips

- 白帶魚水分要徹底拭乾再沾麵粉，避免油爆。
- 除白帶魚外，土魠魚、烏魚、白鯧魚等魚肉不容易散開的魚種都適合做米粉湯。
- 建議選細的米粉，因粗米粉需長時間燉煮才會變軟及入味。
- 米粉非常吸湯，如湯量不夠可再加高湯。

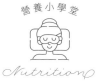

營養小學堂

Nutrition

小魚乾的鈣質含量豐富，而白帶魚中含有維生素D能幫助鈣質吸收，因此這道菜的補鈣效率可說是非常的好！小魚乾也富含礦物質「鎂」，與原本的鈣相互搭配，便可成為天然的鎮定劑，安定神緒。

摩摩喳喳

摩摩喳喳材料很多,自己做看來似乎很花時間。不過,若用金小萬不僅不需預先浸泡紅豆綠豆,還可以上下兩層同時煮好豆子及地瓜芋頭,省時又省力!夏天吃冰的,冬天吃熱的,飽足感十足的摩摩喳喳,可以直接代替正餐喔!

烹調時間 **70** 分鐘

份數 **4-5** 人份

模式
烤雞
煮粥

材料		煮西米	
紅豆	40克	西米	30克
綠豆	40克	水	600ml
眉豆	40克		
地瓜	100克	椰奶糖水	
芋頭	100克	冰糖	30克
水	1100ml	椰奶	200ml
二砂糖	1/2湯匙	水	500ml

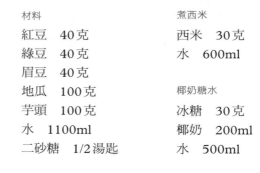

1. 先煮西米:內鍋加水,選「**烤雞**」模式及「**開始烹飪**」,將水燒開,倒入西米煮8分鐘,煮到剩少許白心,按「**保溫／取消**」,合蓋,西米燜10分鐘至全透明,取出泡冰水瀝乾,放密封盒冷藏備用。
2. 地瓜、芋頭去皮切1公分丁,放在盤子上。
3. 內鍋放入洗乾淨的紅豆、綠豆及眉豆,加水1100ml。放入蒸架,將地瓜及芋頭的盤子置蒸架上。選「**煮粥**」模式及「**開始烹飪**」。
4. 完成後,取出地瓜及芋頭。將紅豆、綠豆及眉豆瀝乾水分,趁熱拌入二砂糖。
5. 煮糖水:內鍋加水,選「**烤雞**」模式及「**開始烹飪**」,水燒熱後倒入冰糖拌溶,再與椰奶混合,按「**保溫／取消**」。
6. 組合:碗裡放入熱椰奶糖水,加入適量的西米拌開,再加入紅豆、綠豆、眉豆、地瓜及芋頭即可。

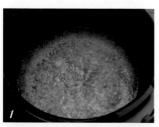

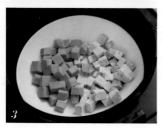

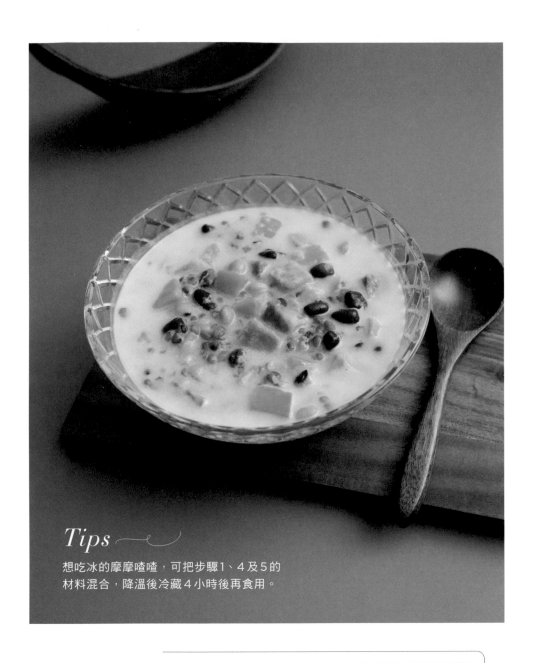

Tips

想吃冰的摩摩喳喳，可把步驟1、4及5的
材料混合，降溫後冷藏4小時後再食用。

營養小學堂

Nutrition

紅豆、綠豆、地瓜及芋頭都屬於全穀類食材，含有豐富的
礦物質「鎂」，有助於維持能量代謝、幫助入睡，也參與
心臟、肌肉及神經的功能，足夠的鎂可以避免疲勞、抽筋
的狀況，讓睡眠品質更好！

03 維持美好體態

很多人會問營養師吃什麼才會瘦？有什麼秘方？
其實想要維持美好的體態，關鍵的確就在飲食中！

烹調手法避免高溫油炸、燒烤，金小萬就是最佳助手，不僅可以變換多
種料理方式，還能符合健康烹調的要素！選擇新鮮、原型、低加工以及
低飽和脂肪的食材，同樣是肉，豬里肌的油花就比松阪豬來得少，更符
合維持體態的日常飲食需求，而日常飲食控制得好，偶爾聚餐時多一點
享受也不會對體態造成影響。

營養上可以注意吃足膳食纖維、蛋白質與鋅。「膳食纖維」能增加飽足
感、還有助於保持消化道的良好環境。而「鋅」是胰島素及多種酵素的成
分，可以幫助調控食慾、促進新陳代謝。「蛋白質」為提供能量的三大營
養之一，也是肌肉的主要構成物質，足夠的肌肉才能打造健康好線條，
讓你輕鬆展現自信魅力！

膳食纖維

吃足膳食纖維，維持順暢好簡單！

久坐、飲食不規律及壓力都會影響排便，根據調查台灣上班族每四人
就有一人與便秘問題共處，而膳食纖維就是解決便秘問題的關鍵！膳
食纖維能夠增加糞便的體積，刺激腸道蠕動，使得糞便更容易被排

出，並且腸道益生菌可利用膳食纖維作為養分，打造良好的腸道消化環境，除了幫助排便也對皮膚、精神有正面影響哦！除此之外，只要吃足膳食纖維，就能提升飽足感，還可以避免額外吃下過多點心。

最新的營養調查指出，有九成的國人族群膳食纖維嚴重攝取不足，只達到每日建議量的60%，膳食纖維分為水溶性膳食纖維與非水溶性膳食纖維，兩者對於消化有不同的影響，在每日飲食中有意識的多吃全穀類、蔬菜及水果，對維持好體態的飲食控制能達到很好的幫助！

＼＼ 女性建議攝取量 ／／

年齡	每日膳食纖維建議攝取量	換算成食物的份量
18 - 50 歲	20 - 29克	煮熟的蔬菜（約半碗）與拳頭大的水果約含有 2 - 4克的膳食纖維，因此除了每日五蔬果之外，仍需要吃全穀類（如糙米飯）與適量堅果，才能達到膳食纖維建議量哦！

膳食纖維	食物種類	常見食物
水溶性膳食纖維	水果類、蔬菜類、全穀類	水果類：芭樂、水梨、蘋果等 蔬菜類：秋葵、木耳等 全穀類：燕麥、馬鈴薯等
非水溶性膳食纖維	蔬菜類、全穀類	蔬菜類：所有蔬菜皆含有，其中地瓜葉、莧菜等葉菜類含量較高 全穀類：糙米、紅藜、紅豆等 堅果種子類：腰果、松子、南瓜子等

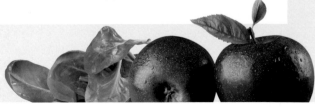

鋅

「鋅」掌握食慾與代謝的控制鍵

鋅是一種微量元素，不僅能增進皮膚健康，也是許多酵素的重要成分，參與能量代謝、細胞生長和修復，並且在肌肉的合成機制中扮演重要角色，能幫助肌肉生長！除此之外，鋅有維持正常味覺與食慾的重要功能，因此要避免失調的飲食慾望，一定要注意吃足鋅營養。

許多人會覺得補鋅是男生才需要補，其實不然，鋅也與女性荷爾蒙、月經週期等變化相關，而荷爾蒙的調節就會影響到體態，根據調查13歲以上的女性鋅攝取量與男性同樣都未達建議標準，需要在飲食中多補充海鮮、肉類、堅果種子及全穀雜糧等食材。

＼ 女性建議攝取量 ／

年齡	每日鋅建議攝取量	換算成食物的份量
19 - 50 歲	12毫克	180克紅肉 80克生蠔 150克南瓜子（去殼）

食物類別	選食原則	推薦食材
海鮮	選新鮮無汙染的甲殼類海鮮	牡蠣、文蛤、蝦子
肉	選擇紅肉含鋅量較高	牛肉、羊肉和豬肉
蛋	挑選外觀完整，並且潔淨、沒有污染物的新鮮蛋品	雞蛋、鴨蛋等

食物類別	選食原則	推薦食材
全穀類	以原型食材為主，避免過度加工的精製產品	糙米、燕麥、紅藜等
堅果種子	挑選無添加、無調味之堅果	南瓜子、腰果、杏仁、芝麻等

蛋白質

蛋白質幫助增肌打造好體態！

在前面的內容我們談過吃足蛋白質可以建構好體力，而它也是構成好體態的關鍵營養！

好體態不只是體重合格，肌肉量也很重要，同樣體重的人，肌肉與脂肪量的多寡會明顯影響體態，擁有適量肌肉不僅看起來更緊實，也可以支應身體的日常活動，因此肌肉量與體態的維持是密不可分的。很多女性聽到提升肌肉量便會聯想到「金剛芭比」，對於增肌的想法敬而遠之，但其實要達到明顯的肌肉線條，除了增肌之外還要嚴格減脂，所以別擔心自己的肌肉變多，足夠的肌肉才能維持健康與好體態！

增肌除了補充蛋白質還不夠，要吃對食材還要吃對時機！

運動後立即以「碳水化合物：蛋白質＝2-3：1」的黃金比例補充營養，是目前研究上最能幫助增肌的飲食方式。碳水化合物可以補充像地瓜、馬鈴薯等全穀類，蛋白質食物可參考本書前文提供之蛋白質食材，以低脂肪的蛋白質較佳為優先。

莎莎醬雞胸肉捲餅

如何把雞胸肉做得不柴呢？是否一定要舒肥？優格醃雞胸肉是我從印度烤雞肉學到的好方法，優格的乳酸，能夠協助分解蛋白質，讓肉質更加柔嫩、保有更多肉汁。低脂雞胸肉搭配莎莎醬及蔬菜的墨西哥捲餅，是我運動後最常吃的健康餐點。

烹調時間 **10** 分鐘

份數 **2** 人份

模式
焗烤時蔬
烤雞

材料

雞胸肉　2片（300克）	孜然粉　1/8 茶匙
墨西哥餅　2片	洋蔥粉　1/4 茶匙
小黃瓜切片　1/2 條	無糖優格　2 湯匙
紫洋蔥切絲　適量	
萵苣　3-4 片	**番茄莎莎醬**
橄欖油　1/2 茶匙	大番茄　1/4 顆
	紫洋蔥　10 克
醃雞肉	香菜　1 茶匙
鹽　3/4 茶匙	檸檬汁　1 茶匙
黑胡椒　1/4 茶匙	鹽　少許
紅椒粉　1/8 茶匙	黑胡椒　少許

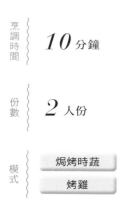
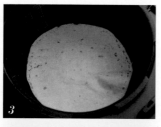
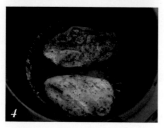

1. 雞肉冷藏醃製1小時。
2. 準備莎莎醬，把番茄及紫洋蔥切成0.5公分小丁，香菜切碎，加入鹽、黑胡椒及檸檬汁混合備用。
3. 選「**焗烤時蔬**」模式及「**開始烹飪**」，放入冷藏的墨西哥餅，每面烤30秒回溫後取出備用。
4. 內鍋加油，選「**烤雞**」模式及「**開始烹飪**」，放入雞胸肉，每面煎4分鐘至熟，取出稍微放涼後切片。
5. 在墨西哥餅上鋪上萵苣、莎莎醬、雞肉、小黃瓜及洋蔥，把餅皮邊緣往內折，再捲起來便完成。

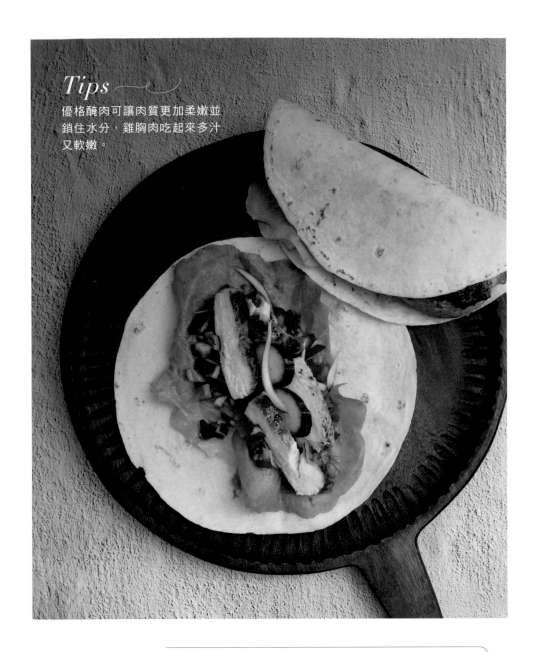

Tips

優格醃肉可讓肉質更加柔嫩並鎖住水分，雞胸肉吃起來多汁又軟嫩。

營養小學堂

Nutrition

説到維持體態，多會想到具備低脂、低卡、高蛋白特性的雞胸肉，這道捲餅不只有雞胸肉還能同時攝取蔬菜的膳食纖維，幫助促進新陳代謝、維持腸道健康；蔬果製成的莎莎醬不只開胃，也比其他醬料更營養、清爽少負擔。

蒸蔬菜

住南部的老同事常寄一些家裡種植的蔬果給我品嚐，每次打開都像開寶盒一樣，根莖類、葉菜、瓜果⋯⋯什麼都有，這時日劇裡用小蒸籠蒸蔬菜的畫面便會浮現！蒸蔬菜最安全、最低脂又最能保持食物原型，只要把握好最佳的加熱時間，蔬菜的甜味及脆感讓人每口都是驚喜！

烹調時間 **13** 分鐘

份數 **1-2** 人份

模式
烤雞
健康蒸

材料

綠花椰菜　50克
白花椰菜　50克
南瓜　50克
紅蘿蔔　50克
玉米筍　3條
甜豆　50克
鴻喜菇　50克
雞蛋　1顆

奇異果優格沙拉醬

奇異果　1/2顆
無糖優格　2湯匙
鹽　少許
黑胡椒　少許
蜂蜜　少許

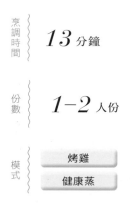
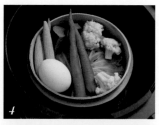

1. 準備沙拉醬：將奇異果用叉子壓成泥，加入其餘材料混合拌勻。
2. 根莖類蔬菜切成與花椰菜差不多大小。
3. 取一15公分蒸籠，把所有蔬菜跟蛋先放入擺好位置，儘量不要重疊，避免阻擋蒸氣循環。取出綠花椰菜、甜豆及鴻喜菇備用。
4. 內鍋加2杯水，放入矮的蒸架，選「**烤雞**」模式及「**開始烹飪**」，水燒熱後將蒸籠放在蒸架上。合蓋上鎖，選「**健康蒸**」模式及「**開始烹飪**」，自己計算時間蒸5分鐘。
5. 按「**保溫/取消**」，解鎖開蓋，放入綠花椰菜、甜豆及鴻喜菇，合蓋上鎖，選「**健康蒸**」模式及「**開始烹飪**」，自己計算時間蒸3分半～4分鐘。
6. 按「**保溫/取消**」，解鎖開蓋，取出蒸籠上桌，雞蛋放入冰水降溫後剝殼。蔬菜可吃原味或沾醬。

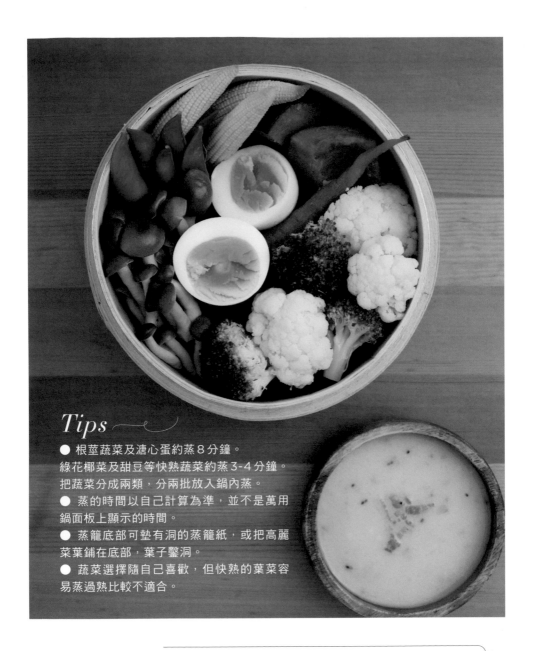

Tips

● 根莖蔬菜及溏心蛋約蒸8分鐘。
綠花椰菜及甜豆等快熟蔬菜約蒸3-4分鐘。
把蔬菜分成兩類,分兩批放入鍋內蒸。
● 蒸的時間以自己計算為準,並不是萬用
鍋面板上顯示的時間。
● 蒸籠底部可墊有洞的蒸籠紙,或把高麗
菜葉鋪在底部,葉子鑿洞。
● 蔬菜選擇隨自己喜歡,但快熟的葉菜容
易蒸過熟比較不適合。

營養小學堂

Nutrition

無糖優格是很好的益生菌來源,並且同時提供鈣質與蛋白質,許多人會覺得飲食控制很困難,不妨用無糖優格來增添蔬果的風味!蔬果中的膳食纖維可以作為益生質,與優格中的益生菌一起幫助維持腸道健康,小腹輕鬆少負擔!

蘋果腰果炒菲力牛

我喜歡把當季水果入菜，四季都能買到的蘋果，常被我用來煲湯、炒菜或涼拌。蘋果香在鍋中四溢，為平凡的炒牛肉添加魅力；蘋果與腰果的不同脆度，跟牛肉軟嫩口感形成好有趣的對比！蘋果酸甜更瞬間化解了牛肉的油膩，讓人好開胃啊！

烹調時間 **7** 分鐘

份數 **2－3** 人份

模式 烤雞

材料
牛菲力　200克
蘋果　1顆
腰果　40克
薑　1片
紅蔥頭　1瓣
辣椒　1/2條
紹興酒　1茶匙
醬油　1/4茶匙
油　1/2湯匙

醃牛肉
醬油　1/2茶匙
芥末　1/4茶匙
黑胡椒　1/4茶匙
太白粉　少許

1. 牛菲力切2.5公分丁，用醃料醃20分鐘。
2. 蘋果切2公分丁，以鹽水略為浸泡後瀝乾。紅蔥頭、辣椒切片。
3. 選「**烤雞**」及「**開始烹飪**」，下油燒熱，爆香薑片、紅蔥頭及辣椒，加入牛肉翻炒。
4. 倒紹興酒及醬油拌勻，加蘋果翻炒，按「**保溫/取消**」。
5. 最後加入腰果拌勻便完成。

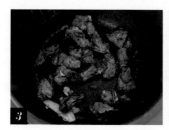
3

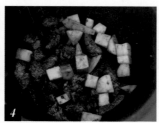
4

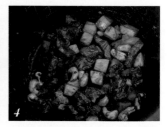
4

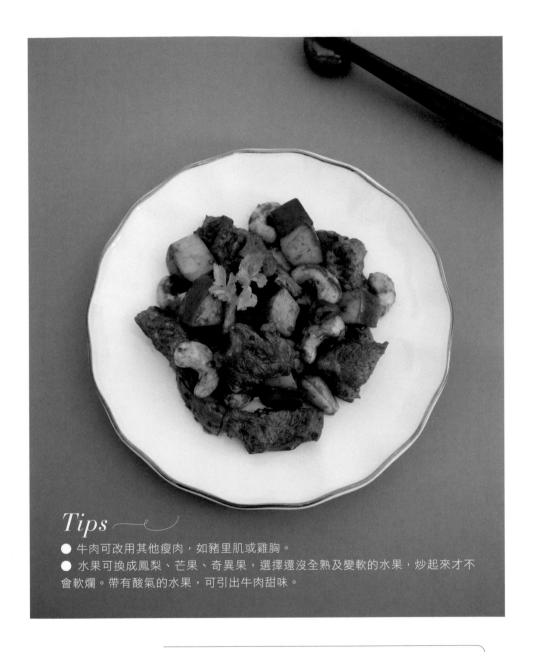

Tips

● 牛肉可改用其他瘦肉，如豬里肌或雞胸。
● 水果可換成鳳梨、芒果、奇異果，選擇還沒全熟及變軟的水果，炒起來才不會軟爛。帶有酸氣的水果，可引出牛肉甜味。

營養小學堂

Nutrition

很多人為了理想體態目標會杜絕一切油脂，但其實是錯誤觀念喔！適量油脂能幫助維持荷爾蒙正常分泌，也可以幫助消化道健康，腰果入菜就是優質的油脂選擇。此外，腰果與牛肉都含有鋅能幫助能量代謝、增進皮膚健康！

鱸魚蛤蜊昆布粥

粥是我的療癒食物，沒有胃口的時候，總想吃一碗海鮮粥，將白米煮得綿綿的，把海鮮的鮮味全吸進去。我貪心地把魚類、貝殼類及海藻類的材料投進粥裡，原來淡淡米香的粥底，變得鮮甜無比，不自覺胃口又好起來了！

烹調時間 **55** 分鐘

份數 **3-4** 人份

模式
煮粥
烤肉

材料
昆布絲　10克
白米　3/4量米杯
鱸魚清肉　200克
蛤蜊　250克
水或高湯　1500ml
薑絲　1片
蔥花　1條

鱸魚醃料
鹽　1/8茶匙
胡椒粉　1/8茶匙
米酒　少許
油　1/2茶匙

1. 鱸魚切大塊，加醃料醃製10分鐘，備用。
2. 昆布絲放入內鍋，倒入1500ml水泡20分鐘後，加入洗淨後的白米。
3. 合蓋上鎖，按「**煮粥**」模式及「**開始烹飪**」。
4. 烹飪完成後，按「**保溫/取消**」，解鎖開蓋，再選「**烤肉**」模式及「**開始烹飪**」，加入鱸魚、蛤蜊與薑絲，煮至蛤蜊及鱸魚全熟。
5. 盛碗後撒上蔥花。

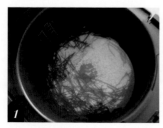

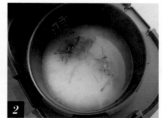

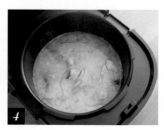

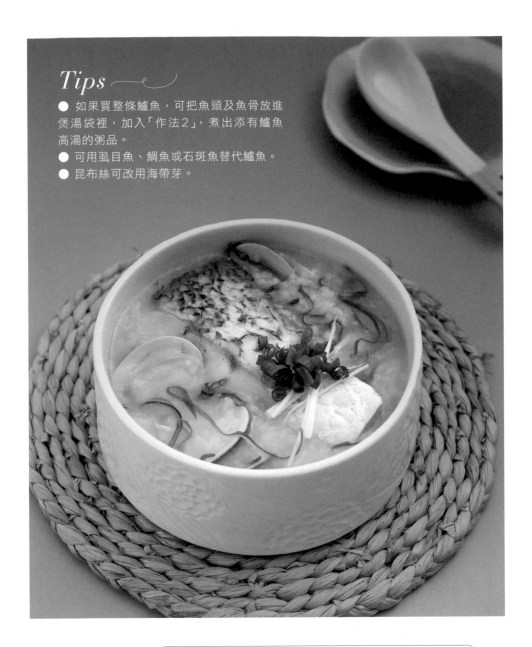

Tips

● 如果買整條鱸魚，可把魚頭及魚骨放進煲湯袋裡，加入「作法2」，煮出添有鱸魚高湯的粥品。

● 可用虱目魚、鯛魚或石斑魚替代鱸魚。

● 昆布絲可改用海帶芽。

營養小學堂

Nutrition

鱸魚屬於油脂含量較低的優質蛋白質魚種，昆布則富含褐藻素，可以幫助脂肪代謝，並且昆布的纖維進入消化道可以增加飽足感，使飯後不容易感覺餓，避免吃下過多點心，還能促進腸胃蠕動，跟惱人的宿便說再見！

燒肉秋葵卷

燒肉卷真是百吃不膩的居酒屋菜式啊！跟著季節跑，手邊有什麼就捲什麼，也可以每一卷都用不同顏色的蔬菜！切開的多彩剖面放在便當裡很可愛，就算放冷也好吃。

烹調時間 **7** 分鐘

份數 **2-3** 人份

模式
烤雞
收汁入味

材料

豬里肌火鍋肉片　8片
秋葵　8條
鹽　1/8茶匙
黑胡椒　少許
油　1/2湯匙
白芝麻　適量

醬汁

醬油　1湯匙
味醂　1湯匙
清酒　1湯匙
糖　1/2湯匙

1. 秋葵削去蒂頭纖維較粗的外皮，洗淨擦乾。
2. 豬肉片撒上鹽及黑胡椒，把秋葵捲緊。
3. 選「**烤雞**」及「**開始烹飪**」，下油燒熱，豬肉卷開口朝下鋪在鍋底，不要重疊。開口面定型後翻面，煎至表面微焦。
4. 倒入已拌勻的調味醬汁，按「**收汁入味**」，讓豬肉卷每面均勻裹上醬汁。
5. 盛盤後撒上白芝麻。

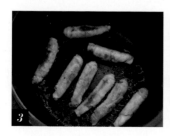
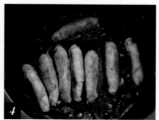
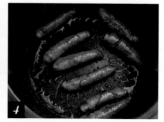

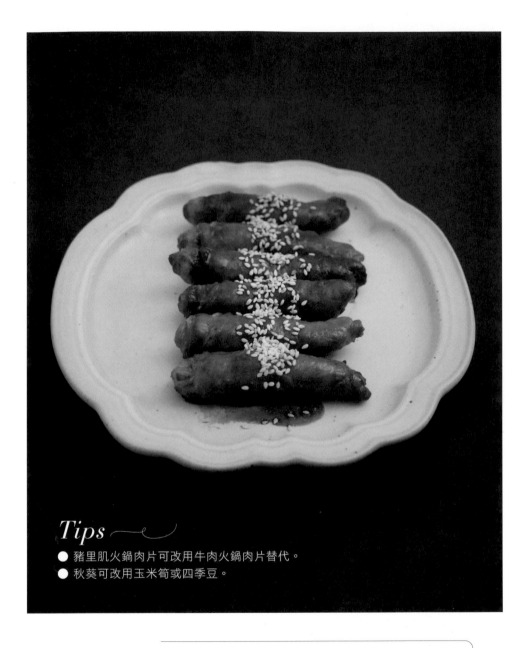

Tips

● 豬里肌火鍋肉片可改用牛肉火鍋肉片替代。
● 秋葵可改用玉米筍或四季豆。

營養小學堂

Nutrition

秋葵口感黏滑、富含膳食纖維，中和了豬里肌的乾澀感，也是能幫助抗發炎的好蔬菜！而豬里肌不僅屬於低熱量、低脂的肉類，也是鋅的來源，促進新陳代謝、促進身體肌肉合成，維持理想體態。

酸辣湯

吃水餃配酸辣湯還是玉米濃湯呢？我一向都是酸辣湯派，除了酸味可解膩外，吃一口滑順的水餃，再喝一口很多爽口蔬菜的湯，不知不覺吃進很多蔬菜，口感也變得很豐富。吃到一半，把水餃放入湯裡，變成第二種吃法的酸辣湯餃了！

烹調時間 **15** 分鐘

份數 **4-5** 人份

模式 烤雞

材料

豬肉絲　150克
紅蘿蔔　50克
熟竹筍　50克
黑木耳　70克
板豆腐　1/2塊
高湯　1000ml
蛋液　1顆
蔥花　少許

醃豬肉絲
醬油　2茶匙

香油　1/2茶匙
太白粉　1/4湯匙

調味料
醬油　2湯匙
鹽　少許
白胡椒粉　2茶匙
太白粉　2湯匙
水　4湯匙
白醋　2又1/2湯匙
香油　1湯匙

1. 豬肉絲冷藏醃製15分鐘。紅蘿蔔、竹筍及黑木耳、豆腐切絲備用。
2. 內鍋加油，選「**烤雞**」模式及「**開始烹飪**」，油熱順序下紅蘿蔔、竹筍及黑木耳絲拌炒至5分熟。
3. 倒入高湯燒熱，續加入醬油、鹽及白胡椒粉拌勻。將太白粉與水混合，邊倒入湯內邊拌勻。
4. 下豬肉絲及豆腐，慢慢倒入蛋液。加入白醋及香油，上桌時撒蔥花。

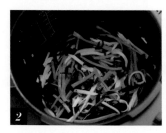
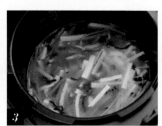
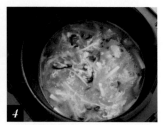

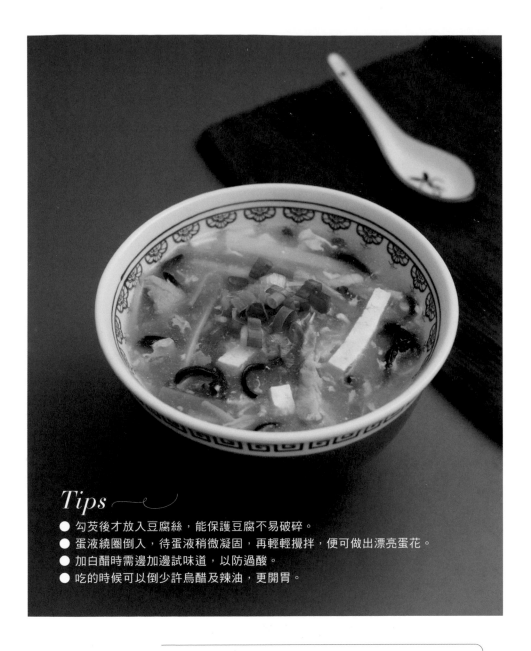

Tips

● 勾芡後才放入豆腐絲,能保護豆腐不易破碎。
● 蛋液繞圈倒入,待蛋液稍微凝固,再輕輕攪拌,便可做出漂亮蛋花。
● 加白醋時需邊加邊試味道,以防過酸。
● 吃的時候可以倒少許烏醋及辣油,更開胃。

營養小學堂

Nutrition

市售的酸辣湯勾芡、調味較厚重,一般被認為是減肥地雷,但只要用對食材與料理方是,豐富的蔬菜、豬肉絲、豆腐等食材,可以幫助補充減重必備的三大營養:膳食纖維、鋅與蛋白質,飲食控制也要享受美味才能長久維持!

櫛瓜蝦子夾餅

在網路社群追蹤「體重管理」及「原型食物」後,發現低熱量高纖的櫛瓜與低卡高蛋白的蝦子,是非常熱門的食材,幾乎每餐必備!雖然原型食物講求保持食材原貌,簡單調味,但若總是同樣做法的確很快會吃膩,不妨做點小變化,讓餐點時時保持新鮮感!

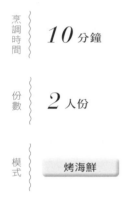

烹調時間 **10** 分鐘

份數 **2** 人份

模式 | 烤海鮮 |

材料

櫛瓜　1條
玉米粉　適量
橄欖油　1湯匙

蝦漿

去殼蝦子　100克
鹽　1/8茶匙
糖　1/8茶匙
胡椒粉　1/8茶匙

1. 櫛瓜切1公分片。
2. 蝦子一半份量拍扁成泥狀,另一半切成小丁,放入深碗混合,加入調味料拌勻,摔打幾下成蝦漿,以保鮮膜密封冷藏20分鐘。
3. 兩片同樣大小的櫛瓜片為一組,在其中一片抹上1.5－2湯匙的蝦漿,蓋上另一片櫛瓜,輕壓讓蝦漿填滿空隙。
4. 在櫛瓜夾餅上下兩面均勻撒點玉米粉。
5. 內鍋倒油。選「**烤海鮮**」模式,按「**開始烹飪**」,油熱後放入櫛瓜夾餅,合蓋煎至兩面金黃及蝦漿熟透,中途需開蓋翻面。

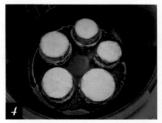

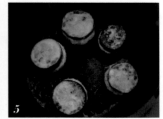

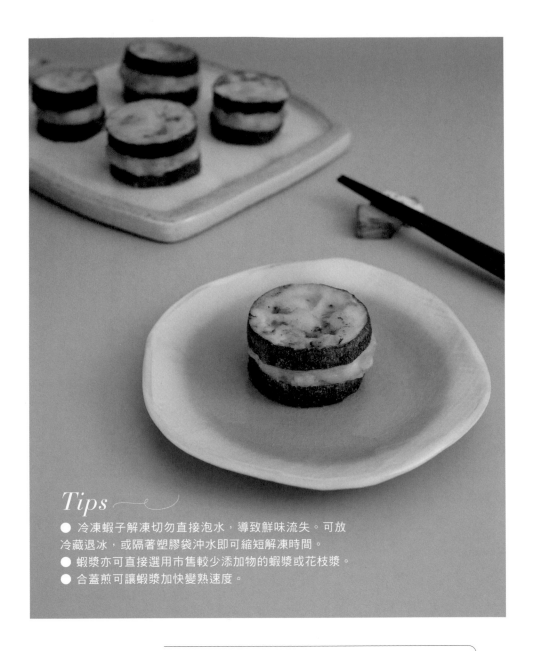

Tips

● 冷凍蝦子解凍切勿直接泡水，導致鮮味流失。可放
冷藏退冰，或隔著塑膠袋沖水即可縮短解凍時間。

● 蝦漿亦可直接選用市售較少添加物的蝦漿或花枝漿。

● 合蓋煎可讓蝦漿加快變熟速度。

營養小學堂

Nutrition

蝦子是低脂的蛋白質來源，不需要過多調味就很美味！
櫛瓜雖然含有大量水分，但其膳食纖維也很豐富，這道
料理不僅容易製備，也可以維持飽足感，不管作為飲食
控制的正餐亦或是點心都相當合適。

水梨銀耳羹

水梨是我最愛的台灣水果前三名，每當在水果攤見到胖胖的水梨，便知道秋冬將至，是時候為家人做這道宮廷御膳級的滋潤甜點。冰糖與水梨的精華融合，膠性的白木耳滑嫩，味道高雅，滋潤養顏。熱吃和冷藏一樣美味，但我更偏愛熱吃暖暖的幸福感。

烹調時間 **95** 分鐘

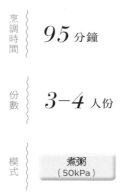

份數 **3-4** 人份

模式 煮粥（50kPa）

材料

水梨　2顆（600克）　　　紅棗　5顆
乾白木耳　15克　　　　　冰糖　2湯匙
（或新鮮白木耳）　70克　　水　1000ml

1. 水梨去核切塊，泡薄鹽水3分鐘防褐化。
2. 乾白木耳泡軟（如用新鮮白木耳可免浸泡），清洗乾淨後瀝乾水分，去掉底部黃色及堅硬的組織，把剩下的白木耳撕成小塊。
3. 白木耳置內鍋底，鋪上水梨及紅棗，注水，合蓋上鎖，選「**煮粥**」模式，「**壓力值**」升為50kPa，「**時長／預約**」延長至40分鐘，按「**開始烹飪**」。
4. 烹調完成提示聲響起，解鎖開蓋，加入冰糖拌至溶化。可熱吃或冷藏後享用。

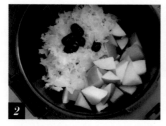
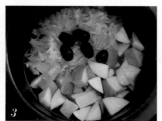
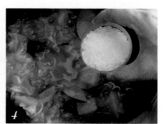

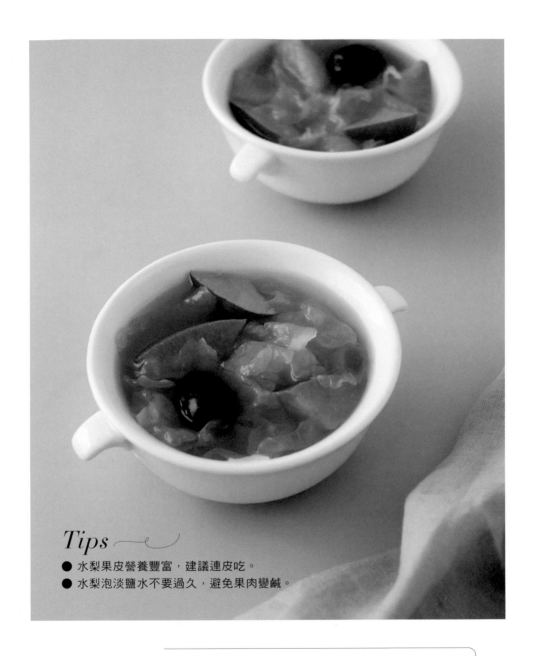

Tips
● 水梨果皮營養豐富，建議連皮吃。
● 水梨泡淡鹽水不要過久，避免果肉變鹹。

水梨又有平民燕窩的稱號，除了維生素C豐富可以養顏美容之外，其含水量高再加上豐富的膳食纖維，可以幫助促進腸胃蠕動，配上同樣膳食纖維豐富的白木耳，能避免攝取過多糖，並且幫助血糖穩定，維持飽足感。

04 | 與年齡健康共處

根據內政部的統計國人平均壽命達77歲以上，面對更長的壽命時間也代表我們需要擁有更好的健康觀念，讓自己在時光推移間，仍維持好身體、好狀態與好氣色，想要活出自信，飲食很重要！

膠原蛋白、茄紅素與鐵質是維持青春的關鍵營養素。「膠原蛋白」有助於維持皮膚的結構與彈性，可以最直接反應容貌上的變化，擁有澎潤保水的面容，視覺減齡效果最佳！而「茄紅素」就像體內的抗氧化劑，能夠幫助減少自由基對身體的影響，避免發炎、老化。前面篇章提到了鐵質對好氣色的貢獻，除此之外，「鐵質」也參與抗氧化作用，並且與免疫功能相關。

在日常飲食中吃足以上營養素，能更好地幫助我們掌握減齡密碼！料理中該如何讓這些營養完整釋放、好吸收好利用呢？就接著看下去吧！

維持好狀態

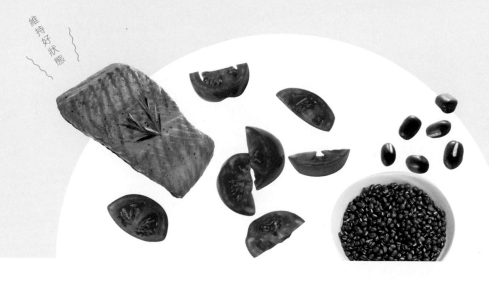

膠原蛋白

膠原蛋白保持妳的水嫩Q彈肌！

膠原蛋白是人體當中最重要的「蛋白質」之一，如果人體是一棟房子，那膠原蛋白就是關鍵的鋼筋水泥，支撐著我們的肌膚以及組織，幫助維持彈性，並且能夠鎖水保濕。

人體在有充足營養的情況下，能夠自行合成膠原蛋白，但隨著年齡上升，體內膠原蛋白流失增加伴隨合成的量不足，自然會影響肌膚老化。飲食由內而外地補充膠原蛋白非常重要，因此除了在飲食中多吃含有膠原蛋白製造原料的食材「蛋白質」，也建議同時補充可以促進膠原蛋白合成的維生素C（水果類），以及幫助抗氧化的營養素（如茄紅素、鐵質等）。

╲╲ 女性建議攝取量 ╱╱

年齡	每日膠原蛋白建議攝取量	換算成食物的份量
>18 歲	>3000 微克	🥩 100 克豬里肌 🍗 50 克豬腳 🐟 150 克鯖魚

食物類別	選食原則	推薦食材
🍖 動物	多半含有高熱量、高脂肪的特性，需要適度食用，也建議可以補充瘦肉蛋白質加上維生素C	豬皮、豬腳、豬耳朵、豬蹄筋、雞腳等
🐟 海鮮		海參、鮭魚等

● 植物性膠原蛋白非常少，並非稠稠的食物都會含有大量膠原蛋白。

抗氧化的王牌—茄紅素！

許多天然食物如番茄、紅椒等，帶有漂亮的紅色色澤，這繽紛色彩的來源就是茄紅素。茄紅素不僅因為顏色而有促進食慾的功用，它還具有強效的抗氧化作用，可以減少自由基對身體組織和DNA的影響，幫助減緩老化、防止身體發炎。研究也發現，茄紅素有助於減少紫外線輻射引起的皮膚損傷和皺紋形成，因此想要維持逆齡好狀態，飲食中別忘了多補充紅色系的蔬果食材，像是大小番茄、甜椒等。

茄紅素屬於脂溶性的營養素，因此建議搭配油脂烹煮後享用！金小萬經檢驗證實與一般鍋具相比可以提升兩倍茄紅素釋出，讓營養好吸收、好利用！

\\ 女性建議攝取量 \\

年齡	每日茄紅素建議攝取量	換算成食物的份量
>*18* 歲	<30 微克	● 800 克煮熟的番茄 ● 250 克番茄汁

● 過量補充可能會積於皮膚角質層，造成皮膚發黃、發橘的狀況。

食物類別	選食原則	推薦食材
🍎 水果	烹煮或食用時避免去除帶有顏色的部分，選用新鮮、顏色鮮豔蔬果	小番茄、紅心芭樂、櫻桃、李子等
🫑 蔬菜		大番茄、甜椒等

足夠的鐵給你逆齡般的健康美顏！

鐵

鐵質是女性不可或缺的營養素，與氧氣的運送息息相關，能夠幫助氣血循環，維持好氣色！此外，鐵質也參與抗氧化作用，有助於防止皮膚受到氧化的損傷，維持健康和青春的外觀。充足的鐵質也有助於維持免疫系統，包括對抗皮膚感染和其他問題。

然而，台灣女性的鐵質攝取相當缺乏，尤其19－44歲女性鐵質攝取僅達建議量約八成，缺鐵有可能造成缺鐵性貧血，不僅會使皮膚蒼白、乾燥且容易受損，還可能進一步影響心血管功能與健康！因此想要維持青春好狀態的女性朋友們，在日常生活中一定要注意補充鐵質！飲食上建議搭配含有維生素C的蔬菜水果，可以增加鐵質的吸收率哦！

╲╲ 女性建議攝取量 ╱╱

年齡	每日鐵建議攝取量	換算成食物的份量
19 - 50 歲	15毫克	570克牛肉（後腿肉） 175克紅莧菜（煮熟後約1.5-2碗） 750克紅豆（煮熟） 275克五香豆乾（約6片）

幫助氣血循環

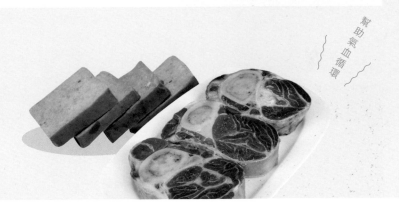

酪梨葡萄柚鯖魚三明治

澳洲咖啡廳的早午餐有多厲害？在我心中是達到專門坐飛機去，每天起碼吃兩頓的程度！澳洲三明治隨意卻華麗的擺盤總是一端上桌便忍不住狂拍照，食材搭配創新，重視營養健康，新鮮的蔬菜水果誘人食慾，好吃程度讓人難忘。回到台灣後，便試著把一成不變的烤鯖魚做成賞心悅目的brunch！

烹調時間 **12** 分鐘

份數 **2** 人份

模式 烤肉
　　　烤海鮮

材料
酪梨切片　1顆
葡萄柚取肉　3瓣
香菜　少許
裸麥麵包　4片
黑胡椒　少許
初榨橄欖油　適量

烤鯖魚
薄鹽鯖魚片　120克
橄欖油　1/2茶匙

醃漬紫洋蔥
紫洋蔥　1/2顆
白醋　60ml
水　60ml
蜂蜜　3/4湯匙
鹽　3/4茶匙

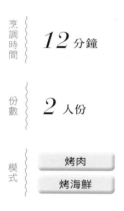

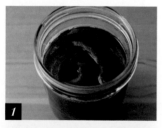

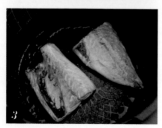

1. 先快速醃漬紫洋蔥：紫洋蔥切細絲，放入小型耐熱玻璃密封瓶。將其他醃漬材料放入內鍋拌勻，選「**烤肉**」模式及「**開始烹飪**」，燒滾後倒入玻璃瓶，將紫洋蔥絲壓進液體下，放涼即可使用。

2. 擦乾鯖魚上的水分。內鍋加油，選「**烤海鮮**」模式及「**開始烹飪**」，油熱時，將鯖魚片魚皮朝下放入內鍋，合蓋烤鯖魚。

3. 約6分鐘後翻面，再烤約2分鐘後，取出放涼切成塊狀。

4. 麵包片放盤子上，依序鋪上酪梨片、醃漬紫洋蔥、葡萄柚塊、香菜，最後撒黑胡椒、淋上初榨橄欖油便完成。

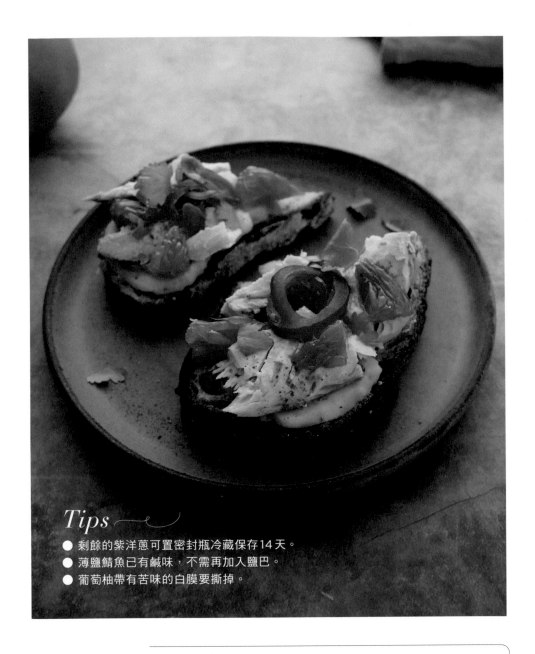

Tips

● 剩餘的紫洋蔥可置密封瓶冷藏保存14天。

● 薄鹽鯖魚已有鹹味，不需再加入鹽巴。

● 葡萄柚帶有苦味的白膜要撕掉。

營養小學堂

Nutrition

酪梨及葡萄柚都是抗氧化的超級食材！雖然酪梨屬於油脂類食材，但它是健康的不飽和脂肪，能幫助降低壞膽固醇，鯖魚是Omega-3不飽和脂肪的良好來源！葡萄柚含有茄紅素及其他多種植化素，脂溶性的茄紅素伴著酪梨與鯖魚的好油入口，營養加倍！

煎鮭魚佐優格菠菜松子

步入中年後，消化能力減弱，每餐的質比量重要多了。容易消化又高蛋白質的鮭魚是家裡常備的食材。忙碌的日子裡簡單烤魚便很美味；到了假日多點從容，即可調配微酸開胃的優格醬汁，把煎鮭魚提升到另一層次！

烹調時間 **20** 分鐘

份數 **1** 人份

模式
烤海鮮
焗烤時蔬
烤肉

材料

鮭魚　180克
菠菜葉　50克
鹽　1/4茶匙
黑胡椒　少許
初榨橄欖油　1茶匙

優格醬汁
希臘優格　60克
蒜末　1瓣

檸檬汁　1/4茶匙
鹽　少許
黑胡椒　少許

松子紅椒醬
無鹽奶油　15克
松子　10克
鹽　少許
紅椒粉　1/8茶匙
檸檬汁　1茶匙

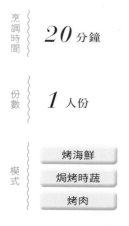

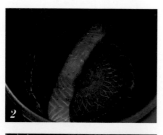

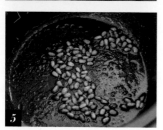

1. 鮭魚拭乾水分，兩面撒鹽，醃5分鐘。優格醬汁材料拌勻備用。
2. 內鍋加油，選「**烤海鮮**」模式及「**開始烹飪**」，油熱將魚皮朝下放入鮭魚，撒黑胡椒，用鏟子壓著魚肉讓魚皮完全碰觸鍋底煎3分鐘，合蓋煎6分鐘。
3. 鮭魚翻面，合蓋再煎2分鐘，取出備用。
4. 放入菠菜，淋上1茶匙水，選「**焗烤時蔬**」模式及「**開始烹飪**」，合蓋30秒，取出瀝乾汁液。
5. 擦乾內鍋，放入奶油及松子，選「**烤肉**」模式及「**開始烹飪**」，奶油融化後，拌炒松子，接著撒鹽、紅椒粉及檸檬汁，拌勻成松子紅椒醬。把1/3的醬汁與菠菜混合。
6. 優格醬舀入盤，鋪上鮭魚及菠菜，淋上剩餘的松子紅椒醬便完成。

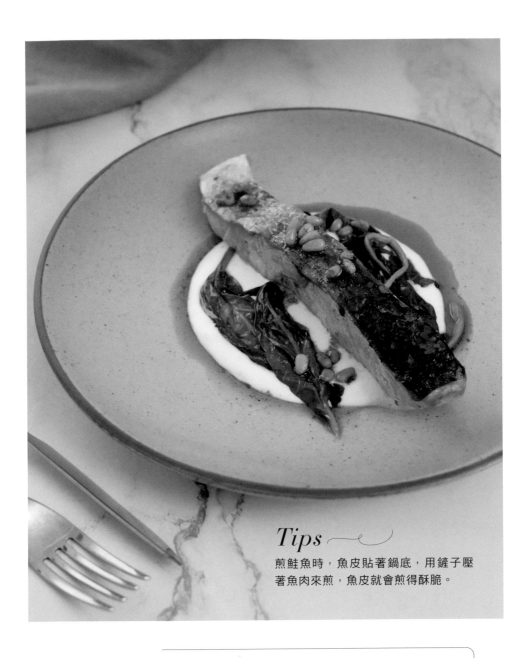

Tips

煎鮭魚時，魚皮貼著鍋底，用鏟子壓
著魚肉來煎，魚皮就會煎得酥脆。

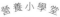

營養小學堂

Nutrition

鮭魚是豐富的Omega-3脂肪酸來源，不僅對心血管健
康、減緩細胞老化有益，也可以幫助抗發炎。同時，鮭魚
也是良好的蛋白質來源，更含有「蛋白聚醣」能夠維持關
節健康，是與年齡健康共處的好食材！

海南雞飯

萬用鍋社團分享課程中，海南雞飯受歡迎的程度是歷年最熱烈的！上完課後每位同學都能在家裡複製成功，家人大讚，都說比餐廳好吃呢！快把隨機附送的不鏽鋼蒸架拿出來，原來它是海南雞飯的助攻手，從雞肉的賣相、口感到飯粒香氣都會大大加分。

烹調時間 **33** 分鐘

份數 **3-4** 人份

模式 烤雞 米飯

材料
去骨雞腿　2片
白米　1又3/4量米杯
紅藜麥　1/4量米杯
雞高湯　290ml
油　少許

醃雞肉
鹽　1/2湯匙
紹興酒　1湯匙
香油　1茶匙
薑片　4片
薑黃粉　少許

辛香料
薑片　4片
蒜末　4瓣
紅蔥頭末　4瓣
香茅　2條

配菜及沾醬
薑末　1/8茶匙
蔥末　3條
鹽　1/2茶匙
油　3湯匙
小黃瓜片　1條
辣椒醬　適量
黑醬油　適量

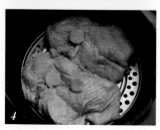

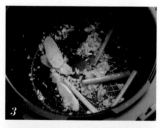

1. 雞腿肉醃15分鐘入味。米及藜麥洗淨徹底瀝乾水分。
2. 製作蔥油醬：蔥末及薑末放入碗，加鹽，內鍋倒油，按「**烤雞**」模式及「**開始烹飪**」，油熱倒在蔥上，拌勻備用。
3. 內鍋加油，爆香辛香料。加米及藜麥翻炒，倒入高湯拌勻。
4. 放入蒸架，把雞肉鋪在蒸架上。合蓋上鎖，選「**米飯**」模式及「**開始烹飪**」。
5. 解鎖開蓋，將雞肉切塊，與米飯及小黃瓜盛盤；雞肉可沾蔥油醬及辣醬。

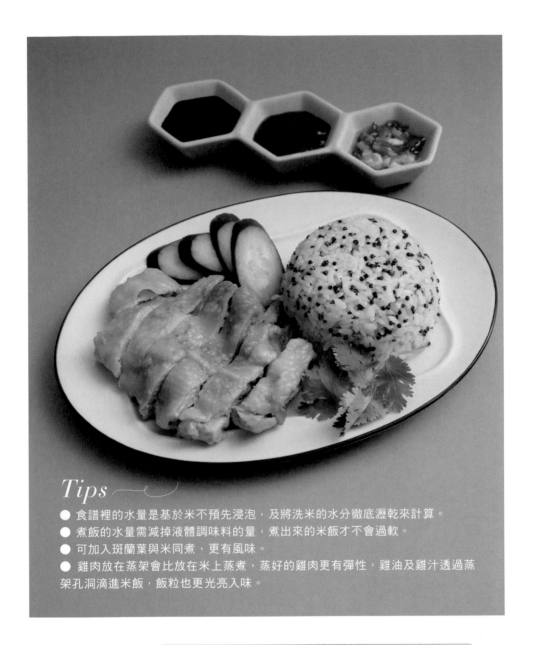

Tips

● 食譜裡的水量是基於米不預先浸泡，及將洗米的水分徹底瀝乾來計算。
● 煮飯的水量需減掉液體調味料的量，煮出來的米飯才不會過軟。
● 可加入斑蘭葉與米同煮，更有風味。
● 雞肉放在蒸架會比放在米上蒸煮，蒸好的雞肉更有彈性，雞油及雞汁透過蒸架孔洞滴進米飯，飯粒也更光亮入味。

營養小學堂

Nutrition

這道海南雞飯提供均衡的營養素包含蛋白質、鐵質等，雞腿肉的蛋白質吃下肚可以轉化為自體膠原蛋白生成的原料，足夠的鐵可以幫助新陳代謝，而薑黃能減少身體氧化壓力產生的自由基，由內而外幫助維持青春！

仙草雞湯

來台灣之前我以為仙草只有冷食。台灣仙草凍在香港叫涼粉，苦苦像中藥，台灣燒仙草帶我進入仙草的美味世界，烏黑的仙草雞湯更顛覆我對煲湯的想像。台灣的仙草回甘而不苦澀，比進口仙草乾更多了濃厚香氣，我曾到新竹縣關山鎮追尋本土仙草的面貌，想不到地上長得像薄荷葉、青綠色的植物便是仙草。以莖與葉子曬成的仙草乾，與水煮成仙草汁後，加入雞肉及紅棗，便是香氣迷人、冬夏皆宜的溫補湯品。

烹調時間 **65**分鐘

份數 **4-5**人份

模式

煮粥

烤雞

雞肉/鴨肉

材料

仙草乾　50克　　　　　紅棗　12顆
水　2000ml　　　　　枸杞　2湯匙
烏骨雞　1000克　　　　鹽　3/4茶匙

1. 製作仙草汁：仙草乾洗淨瀝乾，放入內鍋，注水至「8杯」刻度。選「**煮粥**」模式及「**開始烹飪**」，完成後過濾成仙草汁，取1600ml準備做仙草雞湯，剩餘當仙草茶。
2. 內鍋下烏骨雞，加水（份量外）蓋過土雞。選「**烤雞**」模式及「**開始烹飪**」，將全雞汆燙去血水，取出沖洗表面雜質備用。
3. 內鍋放入烏骨雞、紅棗及薑片，倒入1600ml的仙草汁。合蓋上鎖，選「**雞肉/鴨肉**」模式，按「**時長/預約**」調至35分鐘，按「**開始烹飪**」。
4. 烹飪完成提示聲響起，解鎖開蓋，倒入枸杞，加鹽調味，完成。

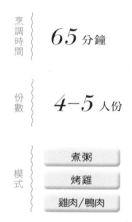

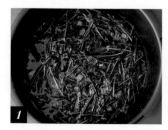

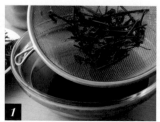

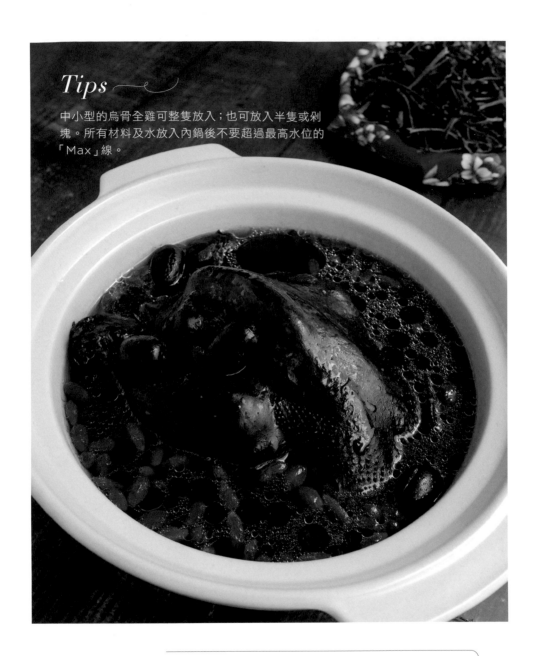

Tips

中小型的烏骨全雞可整隻放入；也可放入半隻或剁塊。所有材料及水放入內鍋後不要超過最高水位的「Max」線。

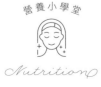

營養小學堂

Nutrition

雞肉豐富的蛋白質使肌膚有充足的原料產生膠原蛋白，維持光亮Q彈，使用金小萬燉煮的雞湯可以使膠原蛋白釋出2.7倍，讓營養可以更完整吸收利用。紅棗和枸杞也不只是提味而已，屬於溫補、幫助增強免疫的食材。

清燉牛肉麵

我很幸運得到粉絲的厚愛，雖然一年只能見上一兩次面，但在臉書上的互動早讓大家成了老朋友。最近的一次簽書會，這位從第一次JJ教課、第一次到新北市百貨展演、第一次簽書會都親自到場的粉絲跟我許願「清燉牛肉麵」，特別寫這個食譜謝謝她一路的支持。

烹調時間 **90** 分鐘

份數 **4−5** 人份

模式
烤雞
烤肉
牛肉/羊肉（40kPa）
中途加料

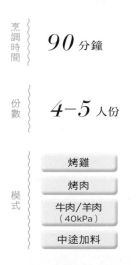

3

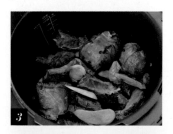

5

材料

牛腱切大塊　500克	麵條　適量
牛肋條對切　600克	
白蘿蔔　600克	辛香料
蔥（汆燙用）　1條	薑片　6片
蔥花　1條	蒜頭　4瓣
紹興酒　1湯匙	八角　1顆
冰糖　15克	月桂葉　3片
水　1300ml	白胡椒粒　1/2茶匙
鹽　1茶匙	花椒粒　1/2茶匙
油　1/2湯匙	甘草　2片

1. 白蘿蔔去皮，半條切2.5公分厚大塊，另外半條切1.3公分厚塊。
2. 內鍋下蔥、牛腱及牛肋，加水（份量外）淹過。選「**烤雞**」模式及「**開始烹飪**」，將牛肉汆燙去血水，取出沖洗表面雜質備用。
3. 內鍋加油，選「**烤肉**」模式及「**開始烹飪**」，爆香辛香料，下牛肋及牛腱兩面煎香，倒酒拌勻。
4. 放入2.5公分厚切白蘿蔔、冰糖及水。合蓋上鎖，選「**牛肉/羊肉**」模式，壓力值降為40kPa，按「**中途加料**」模式及「**開始烹飪**」。
5. 「**中途加料**」提示聲響起，開蓋加入1.3公分厚的蘿蔔塊，合蓋繼續烹煮。
6. 完成後解鎖開蓋，試味，加鹽調整味道。
7. 取出內鍋。另一內鍋盛水，選「**烤雞**」及「**開始烹飪**」將水燒開後，下麵煮熟放入湯碗。放入切塊的牛肉、白蘿蔔及牛肉湯，撒上蔥花便完成。

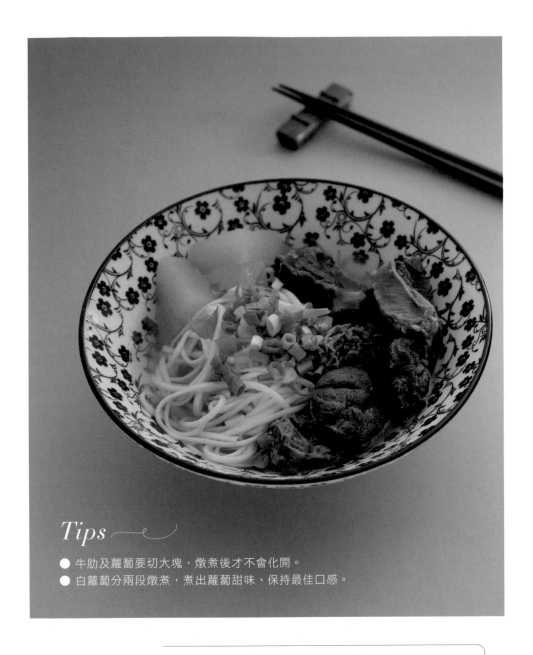

Tips

● 牛肋及蘿蔔要切大塊，燉煮後才不會化開。
● 白蘿蔔分兩段燉煮，煮出蘿蔔甜味、保持最佳口感。

營養小學堂

牛腱與牛肋中豐富的蛋白質與膠質，透過金小萬烹煮能更好地釋出膠原蛋白，不僅可以幫助維持健康的肌肉量，促進修復與再生，也可以幫助維持肌膚彈性。牛肉的鐵質含量高，是女性維持健康好氣色最重要的營養！

番茄炒高麗菜

高麗菜的價格一下飆到天價，一下又掉到銅板價。遇到便宜的時候，總會忍不住搬幾顆回家，家人笑說「高麗菜週」又來了，清炒、蒜炒、培根炒輪番上場，而最受歡迎的就是番茄炒高麗菜，入口清甜，尾韻微酸，番茄讓高麗菜的味道變得好有層次。

烹調時間　**7** 分鐘

份數　**3-4** 人份

模式　焗烤時蔬

材料

高麗菜　400克
番茄　300克
蒜末　2瓣
薑末　1/2茶匙
油　1湯匙

調味料

鹽　1茶匙
糖　1茶匙
米酒　1茶匙

1. 高麗菜切小塊、洗淨後瀝乾水分；番茄切塊。
2. 選「**焗烤時蔬**」模式，按「**開始烹飪**」，內鍋倒油，油熱後爆香蒜末及薑末，放入番茄翻炒。
3. 倒入調味料，翻炒至番茄變軟。
4. 倒入高麗菜拌勻，合蓋上鎖，燜煮約3分鐘至軟，解鎖開蓋後盛盤。

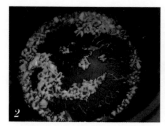
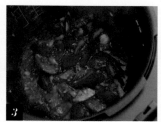
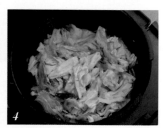

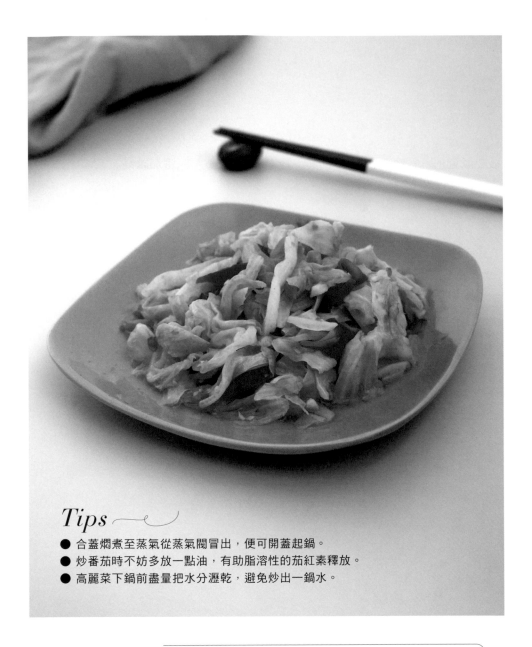

Tips

● 合蓋燜煮至蒸氣從蒸氣閥冒出，便可開蓋起鍋。
● 炒番茄時不妨多放一點油，有助脂溶性的茄紅素釋放。
● 高麗菜下鍋前盡量把水分瀝乾，避免炒出一鍋水。

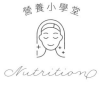

營養小學堂

Nutrition

人體無法自行合成茄紅素只能由食物攝取，茄紅素是儲存於植物細胞內的脂溶性維生素，經過與油烹炒的過程能釋放出最完全的營養，比起生食可提高2-3倍的吸收率！番茄加上高麗菜能補足豐富的膳食纖維，是道幫助好體態的料理！

紅酒燉豬腱

以大量蔬菜及紅酒燉煮入味，恰到好處的壓力值，讓無油脂的帶骨豬腱肉吃起來口感 Q 彈、香嫩多汁。這道菜的賣相顏值高，宴客時，不妨帶領客人豪邁以手拿著品嘗，猶如啃雞腿般痛快，放鬆自在的氣氛絕對能讓賓主盡歡。

烹調時間	**60** 分鐘
份數	**3-4** 人份

模式

烤雞

豬肉/排骨（40kPa）

中途加料

收汁入味

材料

帶骨豬腱　700克
培根切丁　2片
蒜末　1湯匙
百里香　1/4茶匙
巴西里　1茶匙
麵粉　4茶匙
橄欖油　1又1/2湯匙

醃料

鹽　1/2湯匙
黑胡椒　1/8茶匙
月桂葉　1片
紅酒　50ml

醬汁

洋蔥切丁　100克
紅蘿蔔切丁　100克
白蘿蔔切丁　50克
西洋芹切丁　40克
番茄糊　2湯匙
高湯　500ml

配菜

紅蘿蔔切塊　50克
白蘿蔔切塊　50克
馬鈴薯切塊　50克
小番茄　50克
甘藍菜對切　50克

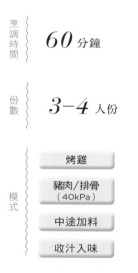

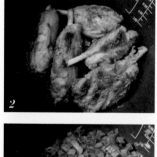

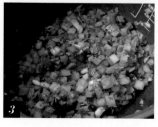

1. 豬腱加入醃料抓醃，冷藏醃3小時或過一夜後，取出豬腱撥除表面醃料，撒上麵粉，醃料留下備用。
2. 內鍋加1湯匙油，選擇「**烤雞**」模式及「**開始烹飪**」，放入豬腱煎至表面金黃後取出。
3. 加1/2湯匙油，煎培根至微焦，放蒜末、百里香、巴西里爆香。加洋蔥、紅蘿蔔、白蘿蔔及洋芹略為拌炒，加番茄糊拌勻。
4. 豬腱連同醃料回鍋，加高湯拌勻，選擇「**豬肉/排骨**」模式，壓力值降為40kPa，按「**中途加料**」及「**開始烹飪**」。
5. 「**中途加料**」提示聲響起，開蓋加入配菜的紅、白蘿蔔及馬鈴薯，合蓋上鎖，繼續烹調行程。
6. 完成提示聲響起，加進其他配菜，按「**收汁入味**」，收汁至喜歡的濃稠度便可盛盤。

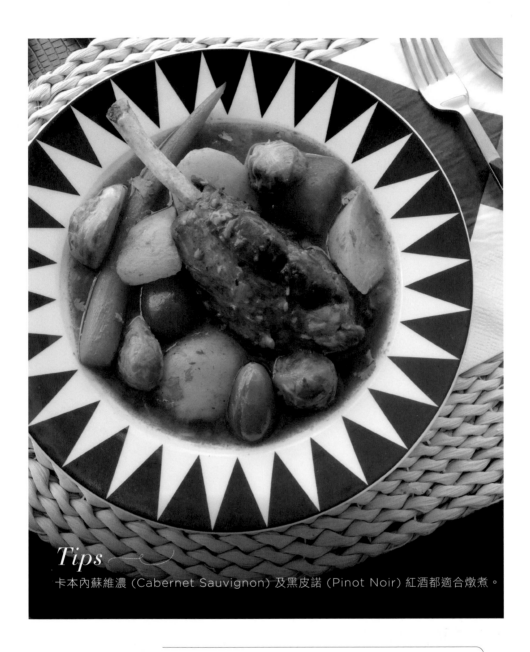

Tips

卡本內蘇維濃 (Cabernet Sauvignon) 及黑皮諾 (Pinot Noir) 紅酒都適合燉煮。

營養小學堂

Nutrition

豬腱富含膠原蛋白及鐵質,透過金小萬烹煮可以讓兩種營養釋放兩倍以上!紅酒含有紅酒多酚、白藜蘆醇等豐富的抗氧化物質,有助於對抗自由基、延緩老化,適量補充紅酒是地中海飲食的原則之一,幫助守護心血管健康!

麻婆豆腐

國外的料理比賽節目，只要題目是中菜，便一定會出現堪稱最有代表性的中華料理之一的「麻婆豆腐」。儘管外國參賽者都愛加上自己的創意，但他們都知道「花椒」(Sichuan Pepper) 一定不可少，才能顯出川菜獨特的「麻」味！

烹調時間 **15** 分鐘

份數 **3-4** 人份

模式 烤雞 烤海鮮

材料
家常豆腐　350克
豬絞肉　150克
薑末　1茶匙
蒜末　1茶匙
蒜苗斜切　1茶匙
油　1茶匙

豬絞肉醃料
糖　1/2茶匙
胡椒粉　少許
醬油　1茶匙
太白粉　1/2茶匙
水　2茶匙

調味料
辣豆瓣醬　1又1/2湯匙
辣椒醬　1茶匙
豆豉剁碎　1茶匙
辣椒粉　1茶匙
紹興酒　1湯匙
醬油　1茶匙
雞高湯　150ml
糖　1茶匙
花椒碎　1/2茶匙
太白粉　1/2湯匙
水　1湯匙

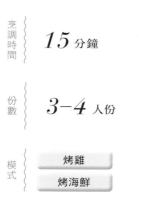

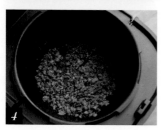

1. 豬絞肉用醃料醃製約20分鐘。將豆瓣醬、辣椒醬及豆豉拌勻，備用。
2. 內鍋裝水至刻度2，加1茶匙鹽，輕輕放入豆腐（切1.5公分丁），選「**烤雞**」模式及「**開始烹飪**」。等水燒開後，按「**保溫/取消**」，合蓋，讓豆腐泡在熱水中5分鐘，吸收鹽分和保溫。接著打開鍋蓋，將內鍋水倒掉，輕輕取出豆腐丁，瀝乾水備用。
3. 將內鍋水分擦乾，倒油，選「**烤海鮮**」模式及「**開始烹飪**」。油燒熱後，下豬絞肉炒至變白色。
4. 加入豆瓣醬，辣椒醬及豆豉拌炒至辣香味盡出。接著下薑末和蒜末爆香，加辣椒粉炒香。倒進紹興酒、醬油及雞高湯煮開後，再加糖調味。
5. 輕輕把豆腐倒進鍋中，用鍋鏟小心推勻醬汁，切勿用力翻炒把豆腐弄散。
6. 醬汁再次燒滾後，撒花椒碎，分兩次倒進太白粉水勾芡，並輕輕拌勻至濃稠。上桌前撒上蒜苗。

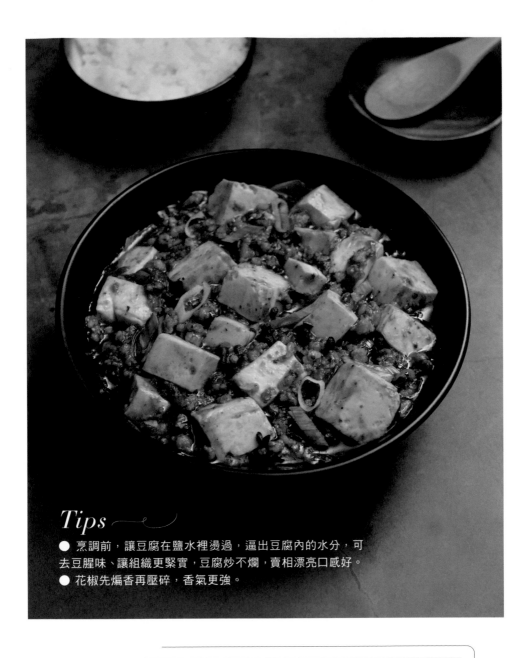

Tips

● 烹調前，讓豆腐在鹽水裡燙過，逼出豆腐內的水分，可去豆腥味、讓組織更緊實，豆腐炒不爛，賣相漂亮口感好。

● 花椒先焙香再壓碎，香氣更強。

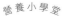

營養小學堂

Nutrition

色香味俱全的麻婆豆腐，不僅能增進食慾，以豆腐的植物性蛋白質綜合豬絞肉避免攝取過多飽和脂肪，在體內分解成胺基酸利用，仍是維持健康肌肉量與肌膚的好原料！而豬肉可以提供鐵質，維持血紅素與肌紅素含量！

05 ｜ 備孕期營養所需

備孕期的營養補充相當重要，因為此時的營養已經與寶寶成長發育有關，其中一定要注意葉酸、鐵質及維生素 D 的攝取。

懷孕初期是寶寶神經系統成長發育的重要階段，在備孕期吃足「葉酸」可以降低寶寶出現神經管缺陷的風險。「鐵質」是血紅素的關鍵成分，足夠的鐵質才能維持氧氣運送，確保寶寶初期的營養與健康。而「維生素 D」對備孕的重要影響不只在調節體內鈣與磷的平衡，研究上維生素 D 對於多囊的女性朋友的生育、受孕機率也有幫助，並且也影響寶寶的免疫及骨骼發育！

根據營養調查發現，我國的育齡女性葉酸、鐵質及維生素 D 都不足，因此有計劃懷孕的女性在日常飲食中一定要注意補充，養好備孕體質，迎接好孕到！

養好備孕體質

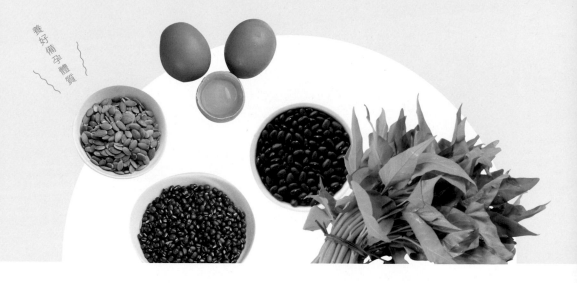

葉酸

葉酸影響寶寶關鍵神經發育，孕前就必須吃足！

懷孕初期是寶寶腦部神經系統成長發育的重要階段，女性在懷孕前一個月就必須攝取足夠的葉酸，最有助於寶寶降低先天性神經管缺陷、出生體重過輕等風險！然而調查發現，台灣育齡婦女每10人就有1人葉酸缺乏，孕期缺乏葉酸除了可能發生貧血、影響寶寶氧氣及營養的輸送，還可能造成疲倦、情緒低落的影響，建議無論是否有計畫懷孕，日常飲食都要有意識地多吃富含葉酸的天然食材，像是深綠色蔬菜、全穀雜糧以及堅果類等。

\\ 女性建議攝取量 //

年齡	每日葉酸建議攝取量	換算成食物的份量
19 - 50 歲	400 微克（備孕及懷孕期增加至 600 微克）	60克豬肝（約 2 - 3 副） 200 克的菠菜（煮熟兩碗） 50 克黑豆（約一把）

食物類別	選食原則	推薦食材
蔬菜類	深綠色蔬菜含量豐富	菠菜、紅莧菜、韭菜、空心菜等
全穀類	未精緻的全穀食材含量較豐富	黑豆、綠豆、紅豆、米胚芽、紅藜等
堅果種子類	新鮮無油耗味、顆粒完整者	葵瓜子、花生仁、南瓜子

● 含葉酸的食物包含蔬菜類（深綠色蔬菜優先）全穀雜糧類、豆類、水果類、內臟類等。

鐵

吃對營養，寶寶「鐵」定頭好壯壯！

備孕及懷孕初期血容積會增加，前面的篇章提過缺乏鐵質可能導致貧血，影響體內氧氣供應、造成疲勞不適等問題，而懷孕期間營養與氧氣是由血液傳送給寶寶，如果懷孕初期鐵質缺乏，可能增加嬰兒早產、出生體重過輕或死胎的風險。鐵質也與免疫功能相關，維持健康的身體是備孕與懷孕的首要任務，足夠的鐵質可以幫助媽媽與寶寶對抗感染，鞏固保護力。

日常飲食中建議可以適量補充內臟食材（如：豬肝）、紅肉（瘦肉）以及深綠色蔬菜等，並且可以搭配維生素 C 含量豐富的水果類及蔬菜類，幫助鐵質吸收，讓營養有效利用與轉換！

聰明的金小萬鍋具讓鐵質可以完整釋放，達到 3.1 倍的釋出量！掌握營養小撇步，讓妳離好孕更近一步！

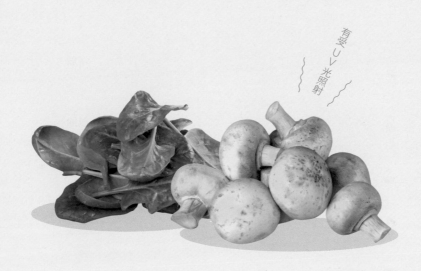

有效 UV 光照射

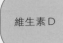維生素D

維生素D不只顧骨還可以助孕！

維生素D也被稱為陽光維生素，能調控體內鈣磷的平衡、促進骨骼代謝健康，可以透過曬太陽人體自行合成或飲食補充，然而營養調查卻發現我國20－49歲育齡婦女血液之維生素D缺乏的比率高達43.5％！近期的研究發現，維生素D能幫助不易受孕的多囊性卵巢症候群女性提高生育率。

∥ 女性建議攝取量 ∥

年齡	每日維生素D建議攝取量	換算成食物的份量
*18 - 50*歲	10微克	🐟 100克鮭魚（約4/5手掌大） 🐟 60克鱒魚（約一個拳頭大） 🥛 3杯牛奶 🥚 9顆雞蛋 🍄 300克白蘑菇（且有受UV光照射）（約15個）

食物類別	選食原則	推薦食材
🐟 魚	挑選新鮮、有品質	鮭魚、鯖魚、鰻魚、秋刀魚等
🥛 乳品	選擇無糖的乳製品	牛奶、優格和優酪乳等
🥚 蛋	挑選外觀完整，並且潔淨、沒有污染物的新鮮蛋品	雞蛋、鴨蛋等
🍄 蔬菜	日曬過的蔬菜	蘑菇、乾香菇等

● 建議於每日飲食中將各類的含維生素D食材融入，豐富餐盤不單調！

馬鈴薯蛋沙拉三明治

馬鈴薯蛋沙拉總給人一種幸福感！尤其是夏天，常做一盒冷藏著，早餐抹在吐司上，吃完整個人元氣滿滿！午餐又變成便當配菜，下午經過冰箱時嘴饞還會挖一口來吃！綿密中帶顆粒是我最喜歡的口感，清脆的蔬菜一定切得細細才不會喧賓奪主。

烹調時間 **30** 分鐘

份數 **3-4** 人份

模式
烤雞
米飯

材料

馬鈴薯　450克
雞蛋　2-3顆
小黃瓜　1/3條
紅蘿蔔　30克
吐司　6-8片
鹽　1茶匙

醃小黃瓜

糖　1/4茶匙

沙拉醬

鹽　1/4茶匙
美乃滋　90ml
法式芥末　1湯匙

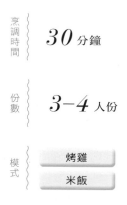

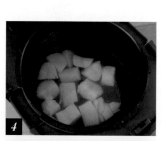

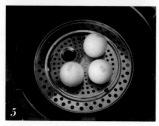

1. 小黃瓜切細薄片，加糖抓醃靜置5分鐘後，倒掉釋出的水分，用冷開水沖掉表面糖分，擠乾水分備用。
2. 紅蘿蔔切細薄片丁，放進內鍋注水淹過，選「**烤雞**」模式及「**開始烹飪**」，將紅蘿蔔煮軟後過冷開水備用。
3. 將沙拉醬調味料拌勻，冷藏備用。
4. 馬鈴薯去皮切大塊，放進內鍋，注水1000ml至蓋過馬鈴薯，加鹽1茶匙。放上蒸架，將雞蛋置蒸架上。合蓋上鎖，選「**米飯**」模式及「**開始烹飪**」，將馬鈴薯煮熟。
5. 烹調完成，解鎖開蓋，雞蛋取出後沖冷水降溫，剝除蛋殼，切小丁。
6. 馬鈴薯取出後瀝乾水，壓成泥，放涼後與小黃瓜、紅蘿蔔、雞蛋及沙拉醬混合，放冰箱冷藏後便可夾進吐司成三明治。

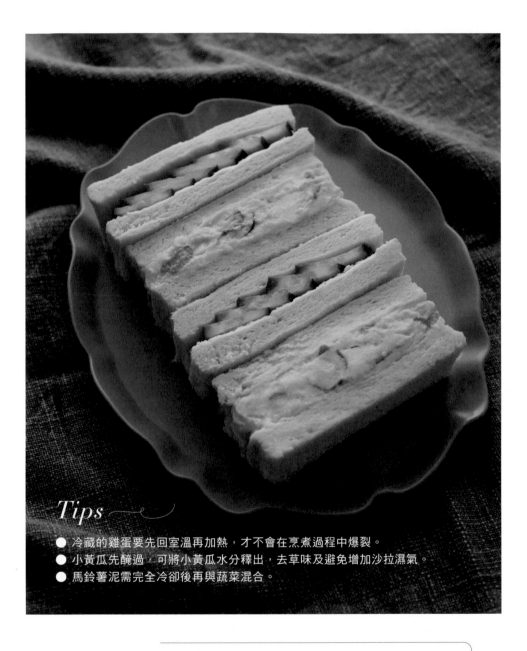

Tips

● 冷藏的雞蛋要先回室溫再加熱，才不會在烹煮過程中爆裂。
● 小黃瓜先醃過，可將小黃瓜水分釋出，去草味及避免增加沙拉濕氣。
● 馬鈴薯泥需完全冷卻後再與蔬菜混合。

營養小學堂

Nutrition

雞蛋的營養價值高，2-3顆雞蛋就可滿足成年女性超過一半的每日維生素D需求。充足的維生素D可以幫助鈣質利用，守護媽媽與小孩的骨骼及牙齒健康！

紅豆蓮藕牛腱湯

這是 **JJ** 家裡的鐵質大補湯！集合了肉類、根莖類及豆類含鐵質的食材，加上金小萬可萃取更多食物中鐵質的特性，這鍋湯真是鐵質滿滿啊！香港人煲湯喜歡根據家人需求及口味自行搭配，紅豆可以煮成鹹湯，蓮藕不搭排骨也可以改搭牛腱喲！

<table>
<tr><td>烹調時間</td><td>**90**分鐘</td></tr>
<tr><td>份數</td><td>**6**人份</td></tr>
</table>

材料

牛腱	600克	陳皮	2×2公分（可省略）
蓮藕	500克	薑	2片
紅豆	80克	水	1500ml
紅棗	6顆	鹽	適量
蓮子	40克		

模式

> 烤雞
> 牛肉／羊肉

1. 蓮藕洗淨、削皮，切0.8 - 1公分斜刀塊狀。陳皮泡軟，刮除白囊。
2. 牛腱切大塊，放入內鍋，加水（份量外）淹過。選「**烤雞**」模式及「**開始烹飪**」，將牛腱汆燙去血水，取出沖洗表面雜質備用。
3. 蓮藕、牛腱、紅豆、紅棗、蓮子、陳皮及薑片放進內鍋，注水至蓋滿材料。合蓋上鎖，選「**牛肉／羊肉**」模式，按「**開始烹飪**」。
4. 上桌前撈出浮油，加鹽調味。

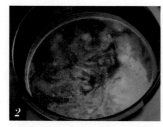
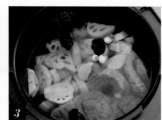
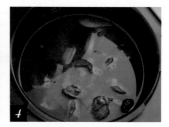

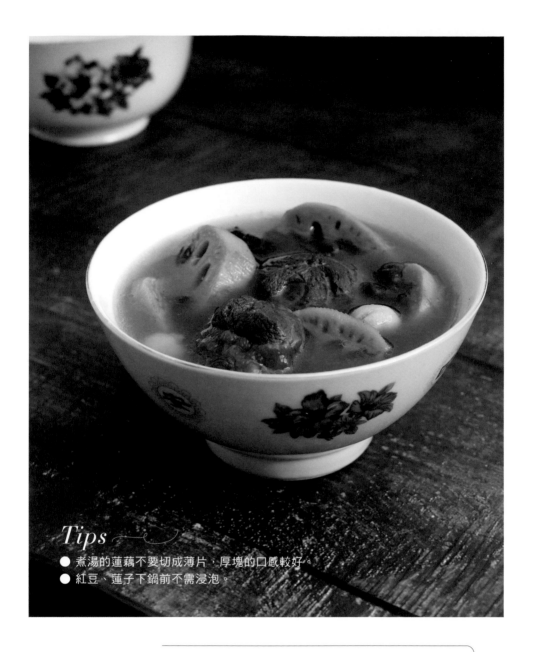

Tips

- 煮湯的蓮藕不要切成薄片，厚塊的口感較好。
- 紅豆、蓮子下鍋前不需浸泡。

營養小學堂

Nutrition

紅豆、牛肉皆是含有豐富鐵質的食物，能夠增加體內鐵質存量，應對備孕以及懷孕所需的紅血球變化，讓寶寶能夠獲得足夠的氧氣與營養！這道鹹湯是不愛吃甜或是有妊娠糖尿病的懷孕者的寶藏料理！

麻油豬血糕里肌麵線

每當氣溫稍微降一點，廚房便會飄來鄰居做麻油雞的香氣。這一陣又一陣讓人飢餓的麻油香，是帶有傳染力的，我開始翻冰箱找適合做麻油料理的材料，沒有雞可用豬啊，再加點QQ的豬血糕，快速上菜！

烹調時間
15 分鐘

份數
2-3 人份

模式
烤肉
健康蒸
烤雞

材料

豬血糕切塊　300克	黑麻油　50ml
豬里肌片　200克	米酒　200ml
雪白菇　70克	水　200ml
薑切薄片　60克	鹽　少許
枸杞　1湯匙	燕麥麵線　2-3束

1. 內鍋放入薄薑片，選「**烤肉**」模式及「**開始烹飪**」，將薑片焗至邊緣捲起。倒入1湯匙黑麻油，放入豬血糕每面裹上黑麻油煎香，再翻炒。

2. 倒入剩餘麻油，加豬里肌炒至五分熟，倒進米酒翻炒，再加水。

3. 合蓋上鎖，選「**健康蒸**」模式，按「**時長/預約**」調至「**6分鐘**」，按「**開始烹飪**」。

4. 烹飪完成，解鎖開蓋，選「**烤肉**」模式及「**開始烹飪**」，放入雪白菇及枸杞煮3分鐘，加少許鹽巴調味。

5. 另一內鍋盛水，選「**烤雞**」模式及「**開始烹飪**」，將水燒開後，下麵線煮熟，放入湯碗。放入適量食材及麻油湯便完成。

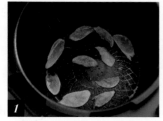
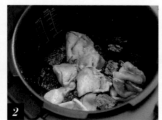
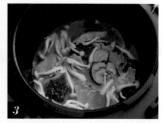

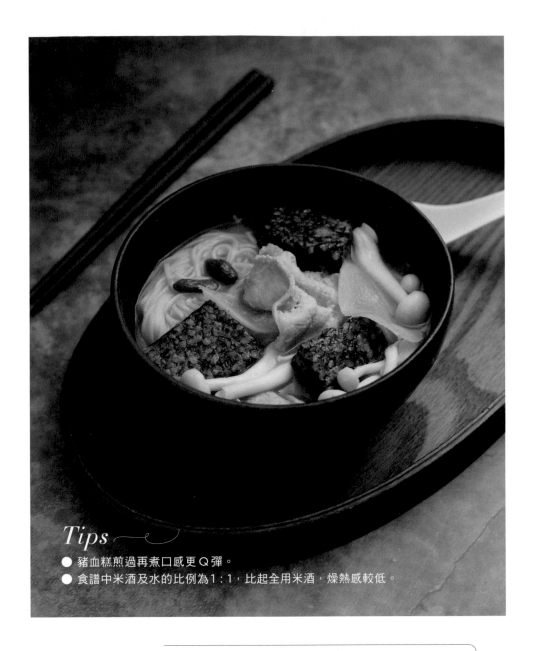

Tips

● 豬血糕煎過再煮口感更 Q 彈。

● 食譜中米酒及水的比例為1:1，比起全用米酒，燥熱感較低。

營養小學堂

Nutrition

豬血糕及豬肉提供豐富鐵質以及蛋白質；燕麥麵線則含有豐富維生素 B 群和礦物質；麻油溫補的好油脂，這道料理幫助備孕期滋補身體，但要注意若有懷孕可能時就要避免加入米酒囉！

和風菌菇義大利麵

和風義大利麵給人清爽及淡雅的印象，取材重「旬の味」，我很愛用當季蔬菜做一盤純蔬食的和風義大利麵，吃起來無負擔。好吃的關鍵在於湯頭，義大利麵吸進日式高湯後，美味不會輸給日式拉麵！還有，一定要加海苔及青蔥提味，和風感加倍。

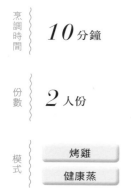

烹調時間 **10** 分鐘

份數 **2** 人份

模式

烤雞

健康蒸

材料

長條義大利麵　160克	黑胡椒　少許
綜合菌菇　280克	日式昆布高湯　380ml
蒜頭切片　1瓣	海苔絲　適量
巴西里碎　1/8茶匙	蔥切絲　1條
迷迭香碎　1/8茶匙	橄欖油　1湯匙
海鹽　1/2茶匙	初榨橄欖油　少許

1. 綜合菌菇中的香菇及蘑菇切片；鴻喜菇及秀珍菇撕開備用。
2. 內鍋加橄欖油，選「**烤雞**」模式及「**開始烹飪**」，油熱先爆香蒜片，加入菌菇翻炒至變軟後，再加入巴西里、迷迭香、鹽及黑胡椒拌勻。
3. 續放入義大利麵（將長麵條折半）及高湯。
4. 合蓋上鎖，選「**健康蒸**」模式，按「**時長／預約**」調至「**6分鐘**」，按「**開始烹飪**」。完成提示聲響起，解鎖開蓋拌勻。
5. 盛盤後放上海苔絲及蔥絲，並淋上少許初榨橄欖油。

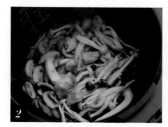

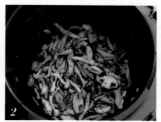

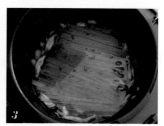

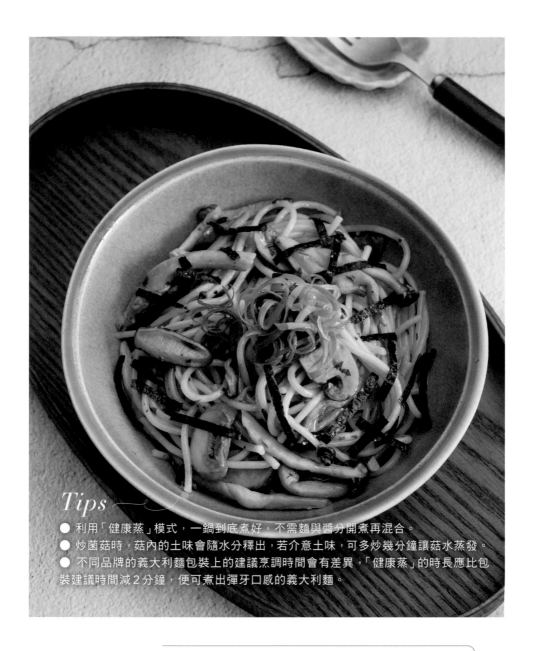

營養小學堂

Nutrition

菌菇類的營養與其他蔬菜類較不同，含有更多幫助增強免疫力的物質（如麥角固醇）！並且，油炒可以使菌菇的脂溶性維生素D釋出，完整地將營養融入料理中，若使用日曬過的菇類維生素D含量會更豐富哦！

番茄鯖魚燕麥飯

以新鮮番茄與鯖魚來煮地中海燉飯，簡單到直接把整顆番茄及鯖魚放在米上就可以，與用罐頭番茄鯖魚一樣簡單，但味道高幾個層次！被鯖魚油香包裹著的飯粒香噴噴；番茄的酸甜清爽開胃；燕麥不需浸泡便可直接下鍋煮得Q彈，真是太方便了！

烹調時間
28 分鐘

份數
4-5 人份

模式
米飯

材料

燕麥　1量米杯
白米　1量米杯
無刺薄鹽鯖魚　170克
牛番茄　300克
洋蔥切丁　100克
黑橄欖切片　8顆（可省略）
蒜末　1瓣
羅勒或九層塔　少許

水　250ml
初榨橄欖油　適量

調味料

鹽　3/4茶匙
黑胡椒　1/4茶匙
乾百里香　1/4茶匙

1. 番茄去蒂，底部用刀劃十字。鯖魚切大塊。
2. 白米及燕麥洗淨瀝乾，放入內鍋，番茄底部朝上放在米上，續放入鯖魚、洋蔥、黑橄欖、蒜末及調味料，倒水，合蓋上鎖，選「**米飯**」模式，按「**開始烹飪**」。
3. 烹調完成提示聲響起，解鎖開蓋，將材料與米飯拌勻。
4. 盛盤後放上羅勒葉，淋上少許初榨橄欖油拌勻，增添香氣。

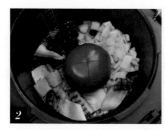
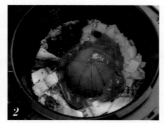
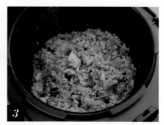

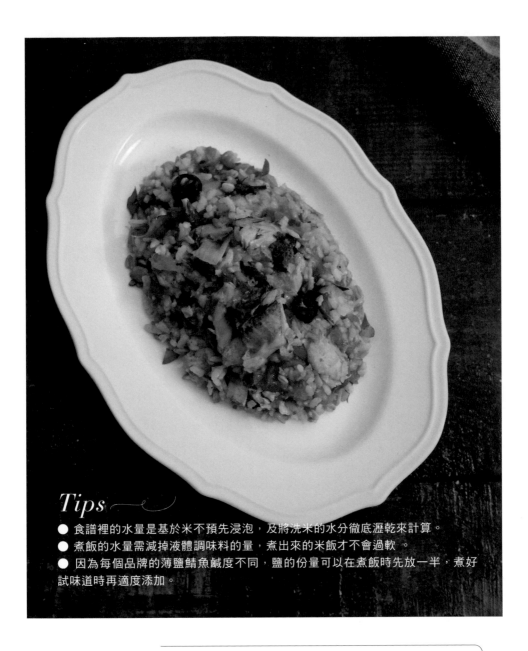

Tips

● 食譜裡的水量是基於米不預先浸泡，及將洗米的水分徹底瀝乾來計算。

● 煮飯的水量需減掉液體調味料的量，煮出來的米飯才不會過軟。

● 因為每個品牌的薄鹽鯖魚鹹度不同，鹽的份量可以在煮飯時先放一半，煮好試味道時再適度添加。

營養小學堂

Nutrition

番茄、燕麥中含有葉酸，是備孕以及懷孕初期的女性最重要的營養素，幫助寶寶神經健康發育，加上鯖魚豐富的維生素D、EPA以及DHA營養，讓寶寶從小頭好壯壯！

韓式燉牛小排

我對韓國牛肉情有獨鍾，到韓國旅行每天一定安排一頓韓牛吃個痛快。牛肉在韓國可不是家常菜式，燉牛小排更是高級的傳統宮廷料理，特別節日才會吃到。韓式醃肉的秘訣是加入水梨，清甜的梨汁讓肉品的甜味迷人而不膩。燉好的牛小排軟得入口即化，蔬菜的甜香更是錦上添花。

烹調時間 **45**分鐘

份數 **2**人份

模式
烤雞
雞肉/鴨肉（30kPa）
收汁入味

材料		醃製牛小排	
帶骨牛小排	300克	水梨	30克
白蘿蔔	100克	洋蔥	50克
紅蘿蔔	100克	青蔥	1條
水	200ml	蒜頭	2瓣
蔥花	1湯匙	薑	5克
白芝麻	1/2茶匙	黑糖	3/4湯匙
		醬油	3湯匙
		麻油	1/2湯匙

1. 牛小排切大塊，放入內鍋，加水（份量外）淹過。選「**烤雞**」模式及「**開始烹飪**」，將牛小排汆燙去血水，取出沖洗表面雜質備用。
2. 白蘿蔔與紅蘿蔔去皮切滾刀塊。
3. 醃製材料放入料理機打碎成醬料。將汆燙後的牛小排、白蘿蔔及紅蘿蔔放進醬汁裡，冷藏醃製1小時。
4. 將牛小排、白蘿蔔、紅蘿蔔、醬料及水倒進內鍋。選「**雞肉/鴨肉**」模式及「**開始烹飪**」，壓力值降為30kPa。
5. 烹調完成，按「**收汁入味**」把醬汁濃縮一半。上桌時撒蔥花及白芝麻。

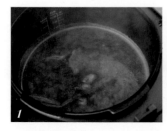
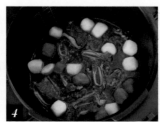
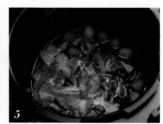

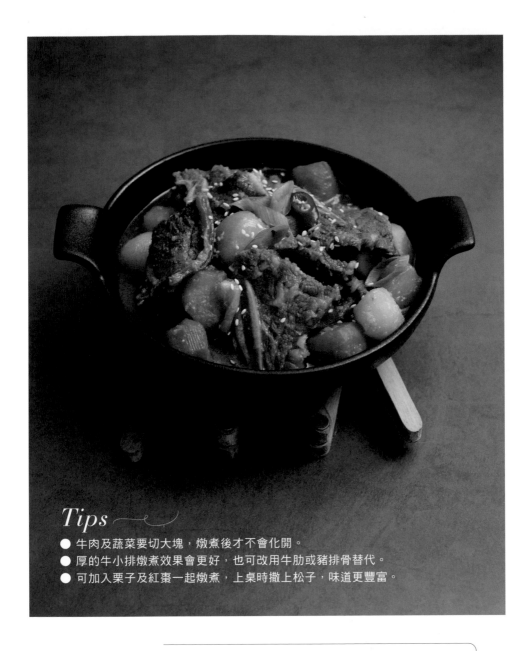

Tips

● 牛肉及蔬菜要切大塊，燉煮後才不會化開。
● 厚的牛小排燉煮效果會更好，也可改用牛肋或豬排骨替代。
● 可加入栗子及紅棗一起燉煮，上桌時撒上松子，味道更豐富。

營養小學堂

Nutrition

牛肉中的血基質鐵，其吸收率較植物性來源的鐵質高出 2-3 倍，油炒之後更容易被身體吸收，而水梨中的維生素 C 促進鐵質進入細胞中，更容易被吸收！是維持好體力的美味料理。

豆乾肉絲

豆乾肉絲看似簡單，但要炒出來香噴噴、讓豆乾入味，爆香蔥油及讓醬油焦糖化等步驟一點也不能馬虎。金小萬的大火力，能把家人最愛的家常菜炒得色香味俱全，快炒菜式每天輪番上桌，大快朵頤。

烹調時間 **10**分鐘

份數 **3-4**人份

模式 烤雞

材料
豬肉絲　180克
豆乾　10片
蒜末　2瓣
蔥白切末　1/2條
蔥綠切末　1/2條
辣椒末　1/2條
鹽　2茶匙
油　4湯匙

調味料
醬油　1又1/2湯匙
糖　1又1/2茶匙
醬油膏　1又1/2湯匙
米酒　1茶匙
香油　少許

醃豬肉
醬油　1又1/2湯匙
糖　1又1/2茶匙
白胡椒粉　少許
水　1又1/2湯匙
太白粉　3/4茶匙

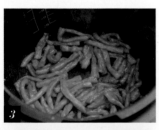
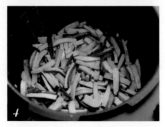

1. 豬肉絲加入醃料醃製15分鐘。豆乾切片。
2. 將800ml的水倒進內鍋，加鹽2茶匙拌勻，水燒開後放入豆乾煮2分鐘，取出瀝乾備用，內鍋水倒掉。
3. 內鍋加油2湯匙，選擇「**烤雞**」模式及「**開始烹飪**」，油熱後將豬肉絲炒至轉白色，取出備用。
4. 加入2湯匙油，爆香蒜末及蔥白。放進豆乾翻炒，續把豬肉絲回鍋炒勻。
5. 內鍋撥出一空間，倒入醬油及糖燒至起泡焦糖化，與豆乾肉絲拌勻，再倒入醬油膏、米酒與香油拌至醬汁收乾。
6. 上桌前撒上蔥綠及辣椒。

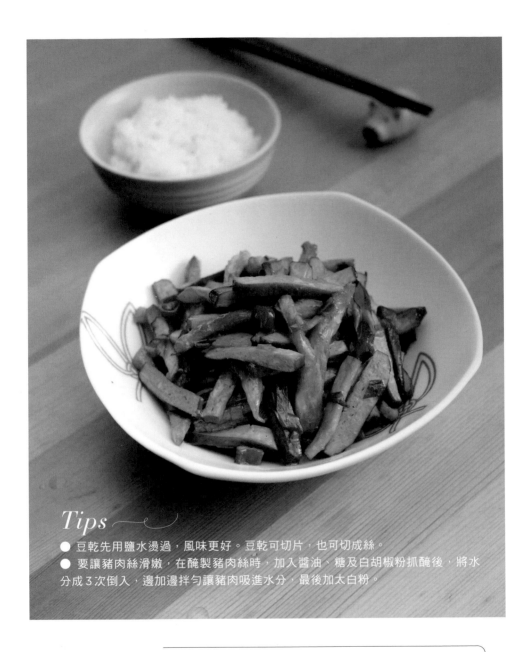

Tips

● 豆乾先用鹽水燙過，風味更好。豆乾可切片，也可切成絲。
● 要讓豬肉絲滑嫩，在醃製豬肉絲時，加入醬油、糖及白胡椒粉抓醃後，將水分成 3 次倒入，邊加邊拌勻讓豬肉吸進水分，最後加太白粉。

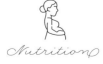

豆乾肉絲是便當店、自助餐店的常客，也是富含鐵質的食材組合，幫助氧氣運輸利用，對於寶寶的養分獲取有益。備孕期建議豬肉選用瘦肉的部位，蛋白質含量會更多！

紙包味噌鮭魚

打開蓬起來像氣球的紙包時，心情就如拆禮物似的期待著。視線先被冒出來的蒸氣擋住，味噌與鮭魚油脂交織的香氣衝進鼻子，接著霧氣慢慢散去，眼前呈現半蒸半烤熟度剛好的鮭魚及繽紛的彩蔬，還等什麼，筷子趕快夾下去！

烹調時間　**23**分鐘

份數　**1-2**人份

模式　烤海鮮

材料

鮭魚　180克
油　少許

清酒　1茶匙
味醂　1茶匙

醃鮭魚

糖　2茶匙
味噌　1湯匙
日式醬油　3/4湯匙

彩蔬

紅甜椒切段　60克
綠花椰菜　3朵
雪白菇　20克

1. 鮭魚拭乾水分，醃製調味料混合，抹在鮭魚上醃15分鐘。
2. 取大張烘焙紙，在一半的位置抹少許油，放入紅甜椒，鋪上鮭魚、雪白菇及綠花椰菜，淋上少許油。
3. 將烘焙紙邊緣往內收捲起呈包裹狀，放入內鍋。
4. 選「**烤海鮮**」模式，「**時長/預約**」降為20分鐘，按「**開始烹飪**」。完成後取出紙包鮭魚打開便可上桌。

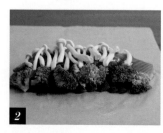

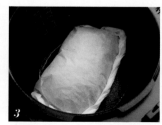

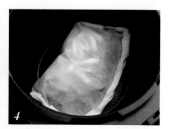

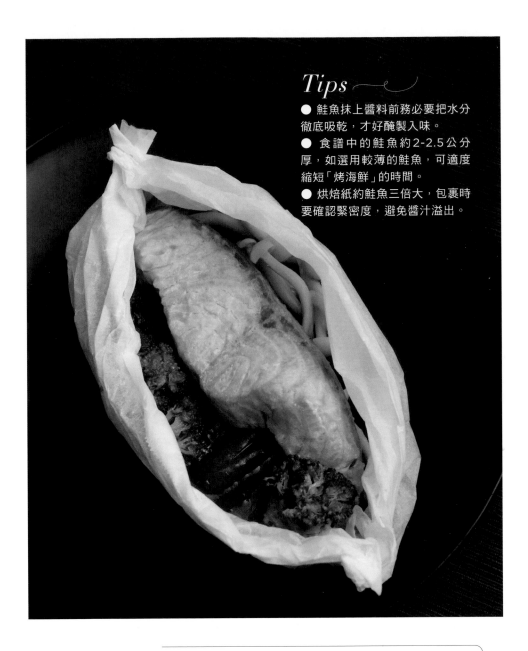

Tips

● 鮭魚抹上醬料前務必要把水分徹底吸乾，才好醃製入味。

● 食譜中的鮭魚約2-2.5公分厚，如選用較薄的鮭魚，可適度縮短「烤海鮮」的時間。

● 烘焙紙約鮭魚三倍大，包裹時要確認緊密度，避免醬汁溢出。

營養小學堂

Nutrition

這道料理可以一次補足備孕的三個關鍵營養素：鮭魚是維生素Ｄ很棒的食材來源，並且含有豐富鐵質，記得一定要在料理時抹上少許油脂，才能夠幫助維生素Ｄ的吸收。而彩蔬可以提供葉酸營養，有胃口就多吃幾朵綠花椰菜吧！

營養美力！萬用鍋研究室 2

為夾心世代女性們貼心設想的餐桌營養學！飲食是妳最好的保養

國家圖書館出版品預行編目 (CIP) 資料

營養美力！萬用鍋研究室 . 2：為夾心世代
女性們貼心設想的餐桌營養學！飲食是妳
最好的保養 / 張智櫻著 . -- 初版 . -- 臺北
市：城邦文化事業股份有限公司麥浩斯出
版：英屬蓋曼群島商家庭傳媒股份有限公
司城邦分公司發行 , 2024.03
　面；　公分
ISBN 978-626-7401-17-0（平裝）

1.CST: 營養 2.CST: 健康飲食 3.CST: 食譜

411.3　　　　　　　　113000021

作者	JJ5 色廚 張智櫻
營養諮詢	好食課營養師團隊
美術設計	黃祺芸 Huang Chi Yun
社長	張淑貞
總編輯	許貝羚
行銷企劃	呂玠蓉
發行人	何飛鵬
事業群總經理	李淑霞
出版	城邦文化事業股份有限公司　麥浩斯出版
地址	104 台北市民生東路二段 141 號 8 樓
電話	02-2500-7578
傳真	02-2500-1915
購書專線	0800-020-299
發行	英屬蓋曼群島商家庭傳媒股份有限公司城邦分公司
地址	104 台北市民生東路二段 141 號 2 樓
電話	02-2500-0888
讀者服務電話	0800-020-299
	(9:30AM-12:00PM；01:30PM-05:00PM)
讀者服務傳真	02-2517-0999
讀者服務信箱	csc@cite.com.tw
劃撥帳號	19833516
戶名	英屬蓋曼群島商家庭傳媒股份有限公司城邦分公司
香港發行	城邦〈香港〉出版集團有限公司
地址	香港九龍九龍城土瓜灣道 86 號順聯工業大廈 6 樓 A 室
電話	852-2508-6231
傳真	852-2578-9337
Email	hkcite@biznetvigator.com
馬新發行	城邦（馬新）出版集團 Cite (M) Sdn Bhd
地址	41, Jalan Radin Anum, Bandar Baru Sri Petaling, 57000 Kuala Lumpur, Malaysia.
電話	603-9056-3833
傳真	603-9057-6622
Email	services@cite.my
製版印刷	凱林印刷事業股份有限公司
總經銷	聯合發行股份有限公司
地址	新北市新店區寶橋路 235 巷 6 弄 6 號 2 樓
電話	02-2917-8022
傳真	02-2915-6275
版次	初版一刷 2024 年 3 月
定價	新台幣 380 元
ISBN	978-626-7401-17-0

Versuni